DUMONTS KLEINES
LEXIKON
HEILMITTEL

Inhaltsstoffe • Heilwirkung • Anwendung

Anne Iburg

Fotografien von
Roland Spohn

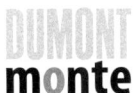

Bibliografische Information der Deutschen Bibliothek
Die Deutsche Bibliothek verzeichnet diese Publikation in der Deutschen Nationalbibliografie; detaillierte bibliografische Daten sind im Internet über http://dnb.ddb.de abrufbar.

Originalausgabe
© 2003 DuMont monte Verlag, Köln
Alle Rechte vorbehalten
Druck und buchbinderische Verarbeitung:
Appl, Wemding

Printed in Germany

ISBN 3-8320-8829-6

Inhalt

Einführung

Die Anwendung von Pflanzen in der Therapie von Erkrankungen hat seinen Platz neben der modernen, stark technisierten Schulmedizin gefunden. Das Verabreichen von Heilpflanzen regt den menschlichen Organismus an, seine körpereigenen Abwehrkräfte zu mobilisieren. Der Körper setzt sich somit selbst mit seiner Krankheit auseinander. Die Krankheit wird daher mit Heilpflanzen tiefgreifend therapiert. Jedoch ist zu bedenken, dass nicht bei jedem die Selbstheilungskräfte durch die Anwendung von Heilpflanzen ausreichend angeregt werden. Nicht für jede Krankheit und auch nicht für alle Menschen ist die Pflanzenheilkunde ausreichend.

GESCHICHTE DER HEILPFLANZENKUNDE

Die Geschichte der Heilpflanzenkunde ist so alt wie die Menschheit selbst. Überall auf der Welt haben die Völker seit jeher die Pflanzen nicht nur gesammelt, um sie zu essen, sondern auch um damit zu heilen. Wahrscheinlich machten die Menschen die Erfahrung, dass die Pflanzen noch eine andere als sättigende Wirkung haben. Dieses jahrtausende alte empirische Wissen wurde von Generation zu Generation weitergegeben und vertieft.

Auch die Ägypter machten sich die heilende Wirkung von Pflanzen zunutze. Eine der ältesten Aufzeichnungen zur Heilpflanzenkunde ist der Papyrus Ebers. Das Werk wurde bereits etwa 1500 v. Chr. am Nil verfasst. Heute wird es in der Universitätsbibliothek in Leipzig aufbewahrt. Das Werk hat eine Länge von 20 Metern und enthält Informationen zu über 500 Naturstoffen in mehr als 800 Rezepturen. Hier lässt sich nachlesen, dass die Meerzwiebel bei Wassersucht, der Rettich als Brustmittel und Knoblauch beziehungsweise Zwiebel als natürliche »Antibiotika« eingesetzt wurden.

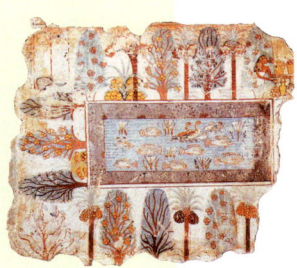

Gartengestaltung im alten Ägyptem

Ramses II. soll einen Stab von Ärzten um sich geschart haben. Jeder Arzt war für ein bestimmtes Krankheitsbild zuständig. Zur Zeit des Pyramidenbaus wurden in Ägypten eine Reihe von Heilkräuterschulen gegründet. Nicht nur Könige waren medizinisch gut versorgt, das Wissen um die Verhinderung und Linderung von Krankheiten wurde auch bei der einfachen Bevölkerung angewandt. So wurden den Arbeitern, die am Pyramidenbau beteiligt waren, Heilkräuter unter die Speisen gemischt. Diese sollten in erster Linie vor Epidemien schützen.

Heilpflanzenkunde im antiken Griechenland

Im antiken Griechenland erlebte die Kräuterheilkunde ihre Blüte zur Zeit von Hippokrates (460–370 v. Chr.). Er beschrieb in seinem Lehrbuch »Corpus Hippocraticum« unter anderem über 230 Heilpflanzen. Die Familie des Hippokrates beanspruchte den Halbgott Asklepios, Sohn des Apoll, heilender Gott im griechischen Altertum, als einen ihrer Vorfahren. Hippokrates soll bereits als Kind von seinem Vater Herakleidas entsprechend der Familientradition über die Wirkung und Verwendung von Heilpflanzen unterrichtet worden sein. Danach folgten Reisen durch Kleinasien und Griechenland, auf denen er seine »ärztliche Kunst« als wandernder Arzt ausübte und weiterentwickelte. Berühmt, geachtet und allseits geehrt kehrte er auf die Insel Kos zurück, um hier zu praktizieren, zu schreiben und in einer eigenen Schule Medizin zu lehren. Aristoteles (384–322 v. Chr.) schrieb ein Buch über Botanik, und ein weiterer Grieche, Claudius Galenus von Pergamon, auch Galen genannt (129–199 n. Chr.), Leibarzt des römischen Kaisers Marc Aurel, fasste in einem mehrteiligen Band die zu dieser Zeit bekannten Heilpflanzen mit detaillierten Zubereitungsanweisungen zusammen. Seine Ausführungen galten durch das ganze Mittelalter hindurch als verbindlich.

Die aus fünf Büchern bestehende »Materia Medica« von Pedanius Dioskurides ist das wichtigste antike Werk zu den Heilpflanzen. Das Werk entstand im 1. Jh. n. Chr. und beschreibt mehr als tausend Arzneimittel aus Pflanzen, Tieren und Mineralien. Bis ins 16. Jh. n. Chr. bildet es die Grundlage für die Beschäftigung mit der Pflanzenheilkunde. Dioskurides stammte aus Anazarbus in Kilikien in der heutigen Türkei. Er selbst bezeichnet sich im Vorwort seines Werkes als Militärarzt, der bei den römischen Legionen seinen Sold bezieht.

Dioskurides

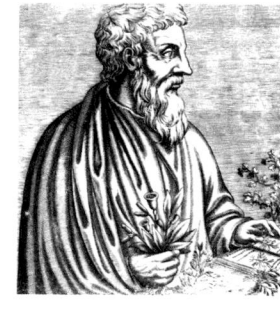

Das Besondere an der »Materia Medica« besteht unter anderem darin, dass sie empirisch gewonnene Aussagen über Wirkungen und Toxizität von Stoffen enthält, die sich auch nach modernen wissenschaftlichen Erkenntnissen verifizieren lassen. Beispiele sind die schmerz- und hustenstillende Wirkung von Schlafmohn (Opium), die Anwendung von Pfefferminze bei Kopfschmerzen oder die zusammenziehende Wirkung von Eiche und Weide.

Griechische Ärzte im alten Rom

Auch wenn es im alten Rom Ärzte gab, wandten sich die Römer im allgemeinen an Heilgötter wie Äskulap. Nur die Reichen konnten sich die Behandlung durch gelehrte griechische Ärzte leisten. Militärärzte versorgten zwar in der Schlacht die Verwundeten, jedoch nicht die normalen Bürger. Die meisten römischen Heilmittel basierten auf Pflanzen. Der Schriftsteller Plinius der Ältere hat Hunderte von Heilpflanzen zur Vorbeugung oder zur Heilung beschrieben. Die meisten Salben und Medikamente enthielten Salbei, Rosmarin, Fenchel und andere Pflanzen wie Kohl, Knoblauch, Zwiebel und Lauch. Die römischen Soldaten erhielten täglich eine Knoblauchration, um gesund zu bleiben und fit für die nächste Schlacht zu sein.

Neue Sichtweise der Erkrankungen

Die Heilkräuterkunde ging in der Zeit der großen Völkerwanderungen mehr und mehr verloren. Kranke wurden verstoßen, denn die Menschen glaubten, dass Krankheit eine Strafe der Götter sei und die Erkrankten selbst schuld daran seien. Durch die wachsende Verbreitung des Christentums veränderte sich die Einstellung zu Krankheiten. Durch die Vorbildfunktion von Jesu gehörte es für einen guten Menschen dazu, Armen, Schwachen und Kranken zu helfen. Es waren häufig die Orden, die sich der Krankheitspflege widmeten. In den Klöstern wurde außerdem das Wissen um die Heilwirkung der Pflanzen zusammengetragen und notiert.

Die Mönche und Nonnen waren gebildete Leute und des Lesens und Schreibens mächtig. Sie verbanden das Wissen der alten Griechen mit den Volksweisheiten der um sich lebenden Menschen und entwickelten eine eigenständige Heilkunde.

Kräuterweiblein und Hexe

Einst waren »Hexen« meist Hebammen und Kräuterfrauen. Sie kannten die Wirkung von Kräutern und konnten mit diesem Wissen den Menschen helfen. Jedes größere Dorf hatte sein Kräuterweiblein und seine Hebamme, deren Meinungen hoch geschätzt waren. Sie wussten bei Krankheiten Rat und standen den Schwangeren bei der Geburt und im Wochenbett bei.

Das Wort »Hexe« stammt vom althochdeutschen Wort »Hagazussa« ab, was soviel bedeutet wie »Heckensitzerin« oder »Die auf der Hecke hockt«. Früher war die Vorstellung weit verbreitet, dass eine Hecke nicht nur Grundstücke trennt, sondern auch diese Welt von der Welt der Naturwesen. Die Hagazussa konnten also zwischen beiden Welten agieren.

Das Wissen der Hexen und die damit verbundene Macht war den Mächtigen, wie Klerus und Adel, im Mittelalter ein

Dorn im Auge. Sie schürten böse Gerüchte über die Hexen, und damit standen der Hexenverfolgung Tür und Tor offen.

Klostermedizin

Der heilige Benedikt, Gründer des Benedik-tinerordens, und sein Ordensbruder Cassio-dor nahmen sich der Aufgabe der Betreuung von Kranken in besonderem Maße an. Nach

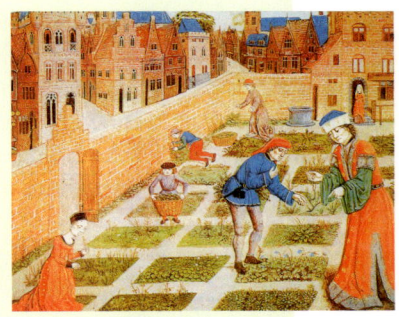

Mittelalterlicher Klostergarten

Anweisungen des Benedikt wurde die Ausbildung von Mönchen speziell auf dem medizinischen und pflegerischen Sektor erst möglich. Cassiodor war für die konkrete Ausgestaltung der Lehre zuständig und gründete eine Mönchsakademie, in der unter anderem auch die Heilkunde mit Pflanzen gelehrt wurde.

Im 8. Jahrhundert fand unter der Herrschaft Karls des Großen die Heilpflanzenkunde eine weite Verbreitung. Klöster sollten autark sein, und neben dem Anbau von Nutzpflanzen wurden in den Klostergärten Heilpflanzen angebaut. Durch das weitreichende Netz der Orden kamen viele mediterrane Pflanzen über die Alpen und fanden ihre Anwendung in Mitteleuropa.

Die Äbtissin Hildegard von Bingen lebte zur Zeit von König Barbarossa und beriet auch diesen in gesundheitlichen Fragen. Ihre Heilkunde hat einen ganzheitlichen Ansatz. Leib und Seele bedürfen der Heilung und nicht allein das erkrankte Organ. Der Mensch ist vernetzt und verästelt mit der gesamten Schöpfung. Ihr Buch des Heilwissens ist ein umfassendes Buch des Glaubens und des naturkundlichen Wissens. Gesunde

Lebensführung, Ernährung und auch Heilpflanzen spielen eine wichtige Rolle. Sie hat das Wissen ihres Ordens stark mit der bäuerlichen Heilkunde verquickt und bis zu ihrem Tod 1179 ein umfangreiches literarisches Werk verfasst.

Paracelsus ist als Begründer der modernen Pflanzenheilkunde zu betrachten. Der Arzt, Pharmazeut, Naturforscher und Theologe Paracelsus, mit vollem Namen Theophrastus Bombastus von Hohenheim (1493–1541), bereiste nach seinem Studium der Medizin in Ferrara als Wanderarzt alle europäischen Länder und ließ sich dann als Arzt in Basel nieder. Wegen Streitigkeiten mit der Baseler Fakultät floh er später nach Salzburg. In seinem Werk »Herbarius« begann er eine Systematisierung der heimischen Heilpflanzenkunde. Er versuchte, durch Destillation die Essenz der Pflanze, das »Arcanum«, von den unbrauchbaren Bestandteilen zu trennen und so den reinen Wirkstoff zu gewinnen. Auf diese Weise erhielt er die ersten alkoholischen Pflanzenauszüge. Für ihn galt, dass »alle Dinge Gift sind, dass kein Ding ohne Gift ist und dass allein die Dosis ein Ding zum Gift macht«.

Pfarrer Kneipp und das Wassertreten

Vor rund 100 Jahren erlangte Pfarrer Sebastian Kneipp den Höhepunkt seines Weltrufes als naturheilkundlicher Laienheiler. Mit seinen Veröffentlichungen wie »Meine Wasserkur« oder »So sollt Ihr leben« wurde er innerhalb kürzester Zeit weltberühmt. Pfarrer Sebastian Kneipp steht für ein Naturheilverfahren, bei dem es um den ganzen Menschen geht. Mit einfach nachvollziehbaren Ratschlägen lassen sich nach seiner Methode viele Krankheiten heilen, Widerstandskräfte stärken und die Gesundheit aufrechterhalten.

Neben dem systematischen Einsatz von Licht, Luft und Wasser, Bewegung, Entspannung und Entschlackung und einer natürlichen Ernährung hat die bewusste Lebensführung einen besonderen Stellenwert.

GROßMUTTERS HAUSMITTEL

Hausmittel bei Schnupfen, Husten oder Heiserkeit sowie bei verdorbenem Magen oder Durchfall waren meist Familienrezepte. Die Großmutter gab sie an die nächste Generation weiter. In der Kleinfamilie spielt die Großmutter heute keine Rolle mehr, und für Hilfe in Gesundheitsfragen wendet man sich an den Arzt. So können die Großmütter ihr Wissen nicht mehr weitergeben. Wer sich jedoch für Hausmittel interessiert, sollte ältere Menschen nach gesundheitlichen Tipps fragen, der eine oder andere ist sicherlich brauchbar und findet sich vermutlich auch in diesem Buch wieder.

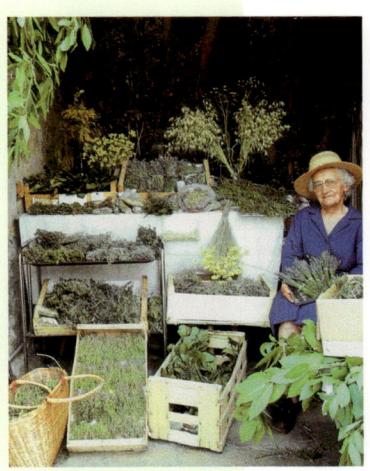

HOMÖOPATHIE

Dem Begründer der Homöopathie, dem Arzt Samuel Hahnemann (1755–1843), war es nach jahrzehntelangen Forschungen gelungen, ein eigenständiges, auf Gesetzmäßigkeiten beruhendes Heilverfahren zu entwickeln. Es hat bis heute Bestand und beruht auf folgenden Prinzipien: Ähnliches mit Ähnlichem heilen; die Kunst, das passende Medikament auszusuchen, und die richtige Potenzierung.

Seine Methode beruht auf zwei Tatsachen, die er im Laufe seiner experimentellen Studien festgestellt hat: Zum einen, dass die Medikamenteneinnahme bei gesunden Menschen Symptome hervorruft, die Krankheitssymptomen sehr ähnlich sind. Zum anderen, dass Ähnliches sich am besten mit Ähnlichem heilen lässt. Das bedeutet, dass die Mittel bei Krankheitssymptomen einzusetzen sind, die beim Gesunden die ähnlichen Symptome hervorrufen. Bezogen auf die Heilpflanzen bedeutet das, dass ein gesunder Magen auf Kamille mit Krämpfen reagiert und daher Kamille Magenschmerzen lindern kann.

Die Phytotherapie ist zwar ein großer Bereich der Homöopathie, doch nur einer unter vielen. Jemand, der sich in der

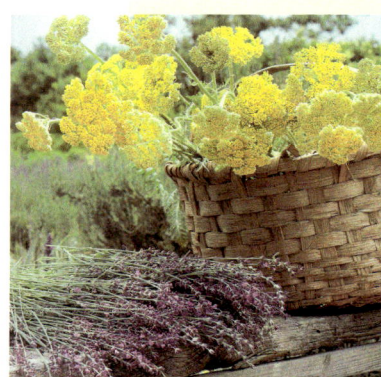

Pflanzenheilkunde gut auskennt, ist noch längst nicht in der Lage, sich selbst homöopathisch zu behandeln. Es gehört ein großes Wissen und viel Erfahrung dazu, so dass von einer Selbstbehandlung mit homöopathischen Mitteln abzuraten ist.

PHYTOTHERAPIE HEUTE

Die Pflanzenheilkunde, von Fachleute Phytotherapie genannt, ist heute weit mehr als eine

Erfahrungswissenschaft. Mit der zunehmenden Technikgläubigkeit und der Herstellung synthetischer Medikamente wurde die Pflanzenheilkunde zunächst von der modernen Medizin verdrängt. Mittlerweile hat man aber erkannt, dass die Pflanzenheilkunde durchaus ihre Berechtigung hat. Es gibt zum einen viele wissenschaftliche Analysen, die es ermöglichen, bestimmte Wirkstoffe aus den Pflanzen zu isolieren und auf ihre Wirkung hin zu benennen. Zum anderen zeigen die Studien aber auch, dass diese Inhaltsstoffe eine Heilwirkung bei bestimmten Erkrankungen erzielen. Jedoch enthalten pflanzliche Mittel, je natürlicher sie sind, neben diesen entdeckten Stoffen noch viele unbekannte Stoffe. Je nachdem ob die Wissenschaftler eine positive oder negative Einstellung zur Natur- und somit auch zur Pflanzenheilkunde haben, wird dieses Unwissen um die unbekannten Inhaltsstoffe positiv oder negativ bewertet.

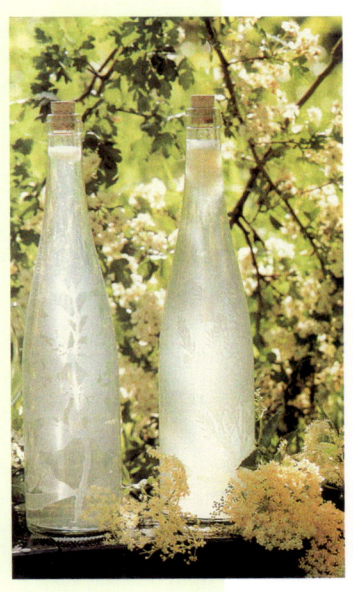

Die positiven Stimmen sagen, dass gerade die unbekannten Stoffe im Zusammenspiel mit den bekannten Wirkstoffen große Heilungschancen bieten. Dahinter steht die positive Einstellung, dass die Medikamente aus der Apotheke von Mutter Natur die besseren als die von Menschen hergestellten sind, sei es auf synthetischer Basis oder auf der Grundlage von Auszügen von Pflanzenwirkstoffen. Die kritischen Stimmen sagen, dass es gefährlich ist, etwas zu verordnen, was man im Detail nicht kennt. Sie vertrauen lieber auf einen genau definierten Wirkstoff.

Dazu sei hier angemerkt, dass der Mensch auch ein Teil der

Natur und auch nicht bis ins kleinste Detail bekannt ist.

Trotz der beiden unterschiedlichen Richtungen sind sich heute die Naturmedizin und die klassische Schulmedizin schon viel näher gekommen. Pflanzliche Arnzeinmittel genießen ein immer größeres Ansehen, und aufgeklärte Patienten wünschen eine Kombination aus Natur- und Schulmedizin. Dem haben sich heute auch die meisten Ärzte geöffnet.

SELBSTMEDIKATION MIT HEILPFLANZEN

Insbesondere Frauen wenden auf eigene Faust Heilpflanzen an. Sie vertrauen auf ihr Körpergefühl und auf ihre Erfahrung, die sie im Laufe ihres Lebens mit Heilpflanzen gemacht haben. Ohne gleich einen Arzt zu konsultieren, haben sie den Mut, mit Heilpflanzen Krankheiten zu therapieren.

In erster Linie werden Heilpflanzen zur Behandlung von Erkältungskrankheiten eingesetzt. Pfefferminze, Salbei oder auch Milch mit Honig sind beliebte Hausmittel. Lindenblüten und Holunder werden gerne als Fieber senkende Heilpflanzen eingesetzt. Wenn die Erkrankung noch nicht lange anhält und die Symptome durch die Selbstmedikation sich verbessern, spricht nichts dagegen. Jedoch bei längerer Erkrankung und keinerlei Anzeichen von Besserung ist im eigenen Interesse der Arzt aufzusuchen. Auch Verdauungsbeschwerden,

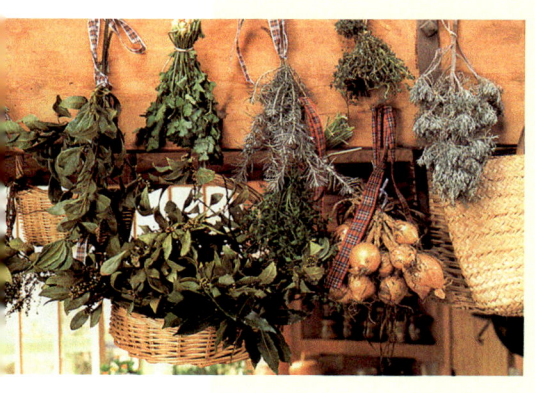

Nervosität und Nierenprobleme lassen sich mit Heilpflanzen gut therapieren. Viele Heilpflanzen enthalten eine Reihe von Wirkstoffen, die bei Herzbeschwerden und Krebserkrankungen helfen können. Allerdings darf man ihre Wirkung nicht überschätzen. Sie können meist nur die konventionelle Therapie wirksam unterstützen, jedoch solche schweren Krankheitsbilder nicht kurieren.

DIE WICHTIGSTEN WIRKSTOFFE DER HEILPFLANZEN

Einen Teil der Wirkstoffe von Heilpflanzen hat man wissenschaftlich erfassen können. Jedoch sind noch viele Stoffe unbekannt. Daher ist man sich darüber im klaren, dass ein isolierter Wirkstoff nicht identisch mit der Wirkungsweise der Heilpflanze in ihrer Ganzheit ist. Heilpflanzen finden daher nur langsam Zugang zur modernen Medizin; wenn überhaupt, denn vor allem deshalb, weil man Wirkstoffe benennen kann. Die wichtigsten Wirkstoffe werden hier im Überblick vorgestellt.

Fenchelsamen enthält ätherische Öle

ÄTHERISCHE ÖLE

Unter dem Begriff ätherische Öle sind mehr als 100 Einzelstoffe zu finden. Allen gemeinsam ist, dass sie entzündungshemmend bei Hautreizungen wirken, das Abhusten erleichtern, harntreibend und krampflösend sind sowie tonisierend auf Magen, Darm, Leber und Galle wirken.

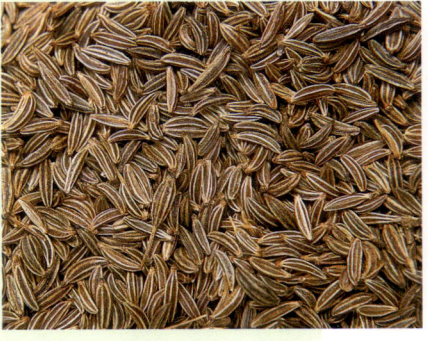

▬ ALKALOIDE

Es handelt sich dabei um eine Gruppe von sehr stark wirkenden Stoffen. Sie werden auch als »Heilgift« bezeichnet. Pflanzen, die Alkaloide als Hauptwirkstoff enthalten, sollten nur unter Anleitung eines Arztes in Form von Medikamenten genommen werden oder in der äußerlichen Anwendung Einsatz finden. Ein bekanntes Alkaloid ist Atropin, das in großen Mengen in der Tollkirsche vorkommt. Der psychoaktive Wirkstoff Atropin kann schon in einer Dosis von 0,5 mg zu psychomotorischer Unruhe, Verwirrung, Rededrang, Raserei und schweren Tobsuchtsanfällen führen. Daher ist die Tollkirsche zur Selbstmedikation ungeeignet.

In niedrigen Dosen aber können Alkaloide als Nebenwirkstoff in Synergie mit den anderen Inhaltsstoffen die Heilwirkung der Pflanze positiv beeinflussen. Allgemein wirken sie blutdrucksteigernd, nervenanregend und krampfstillend.

Enzian enthält Bitterstoffe

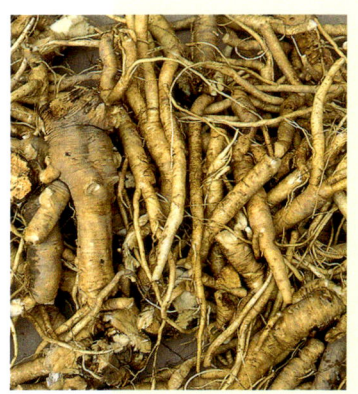

▬ BITTERSTOFFE

Ein Großteil der Heilpflanzen schmeckt bitter, dies ist auf die Bitterstoffe zurückzuführen. Prinzipiell werden die Bitterstoffe in drei Gruppen aufgeteilt. Die erste Gruppe regt insbesondere die Magensaftsekretion an und hat tonisierende Wirkung. Die zweite Gruppe ist in Verbindung mit ätherischen Ölen zu sehen. Neben den oben genannten Anwendungsgebieten haben sie eine antiseptische Wirkung und ihre sekretionsfördernde Eigenschaft wirkt sich auf Darm, Leber und Galle aus. Die dritte Gruppe wird auch als Scharfmittel

bezeichnet. Scharfstoffe sind weniger in heimischen Heilpflanzen, sondern eher in Ingwer, Pfeffer und Galgant zu finden. Sie
wirken verdauungsfördernd und regen den Kreislauf an.

▬ FLAVONOIDE

Flavonoide sind eine weit verbreitete Gruppe von pflanzlichen
Inhaltsstoffen. In ihrer chemischen Struktur sind sie sich ähnlich,
und es sind derzeit mehr als 5000 verschiedene Flavonoide
bekannt. Einen einheitlichen Wirkmechanismus haben sie nicht.
Die eine Flavonoidgruppe wirkt gegen die extreme Brüchigkeit
von Kapillaren, den kleinsten Blutgefäßen, und die andere
wiederum bei Krämpfen im Magen-Darm-Trakt und sind herz-
und kreislaufwirksam. Flavonoide unterstützen den
Wirkmechanismus anderer Inhaltsstoffe in Pflanzen.

*Brombeerblätter ent-
halten Gerbstoffe*

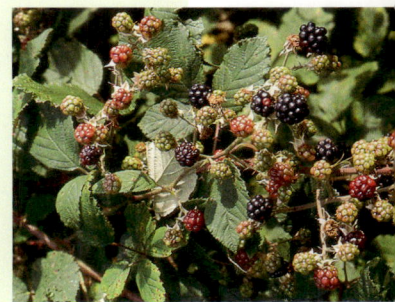

▬ GERBSTOFFE

Gerbstoffe werden definiert als die Pflanzeninhaltsstoffe,
die Eiweißstoffe der Haut und Schleimhaut binden können und sie damit widerstandsfähig machen. Die Gerbstoffe wirken zusammenziehend und entziehen den auf
der verletzten Haut und Schleimhaut angesiedelten Bakterien den Nährboden.

▬ GLYKOSIDE

Die Gruppe der Glykoside ist ebenfalls sehr groß. Ihr Wirkungs-
spektrum ist sehr unterschiedlich und vielfältig. Gemeinsam ist
allen Glykosiden, dass sie durch Hydrolyse, Einwirkung von
Wasser oder Enzymen, gespalten werden können. Eines der
bekanntesten Glykoside ist Digitalis im Fingerhut, das herzstär-

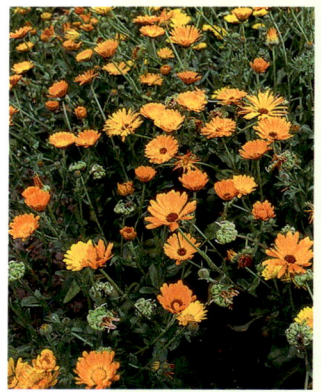

Ringelblume enthält Saponine

kend wirkt. Andere Glykoside wirken besonders auf den Verdauungstrakt.

▬ KIESELSÄURE

Kieselsäure wird auch als Kristall Silikat genannt. Die Kieselsäure fördert die Gesundheit von Bindegewebe, Haaren und Nägeln. Hochdosiert wirkt sie harntreibend.

▬ SAPONINE

Die Seifenstoffe verflüssigen den Schleim und erleichtern dadurch das Abhusten. Sie wirken antibiotisch und immunstärkend. Saponine sind in der Zusammensetzung ähnlich aufgebaut wie Glykoside.

▬ SCHLEIMSTOFFE

Unter den Schleimstoffen versteht man kohlenhydrathaltige Stoffe, die stark quellfähig und fadenziehend sind. Die Schleimstoffe wirken reizlindernd.

Leinsamen enthält Schleimstoffe

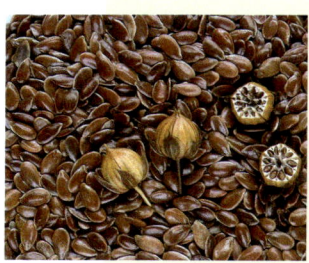

▬ SENFÖLE

Senföle gehören zur Gruppe der ätherischen Öle. Sie schmecken scharf und reizen den Magen-Darm-Trakt. Sie besitzen eine stark antibiotische Wirkung.

▬ VITAMINE

Provitamin A oder Carotin stabilisieren die Immunabwehr und fördern die Regenerationsfähigkeit der Zellen. Die B-Vitamine haben wichtige Schlüsselstellungen im Energiestoffwechsel. Vitamin C trägt entscheidend zur Stärkung des Immunsystems bei und stärkt die körpereigene Abwehr.

▬ MINERALSTOFFE

Kalium ist mengenmäßig der wichtigste Mineralstoff in der Pflanzenheilkunde. In hohen Dosen wirkt er harntreibend. Einige Pflanzen sind reich an Calcium und Magnesium. Beide sind wichtig für den Knochenstoffwechsel.

ZUBEREITUNGSFORMEN VON HEILPFLANZEN

▬ ÖL

Heilpflanzenöle werden in der Regel auf Basis von Olivenöl hergestellt. Getrockneten Kräutern sollte man gegenüber der frischen Pflanze in der Regel den Vorzug geben, da letztere schnell ranzig werden. Wichtig ist ebenfalls, dass man während des Ausziehens der Heilstoffe den Ansatz täglich einmal schüttelt und nach dem Ausziehen der Wirkstoffe die Heilpflanzen vom Öl abseiht. Heilpflanzenöle sollten in kleinen Mengen hergestellt und in dunklen Fläschchen aufbewahrt werden. Sie werden bevorzugt äußerlich angewendet.

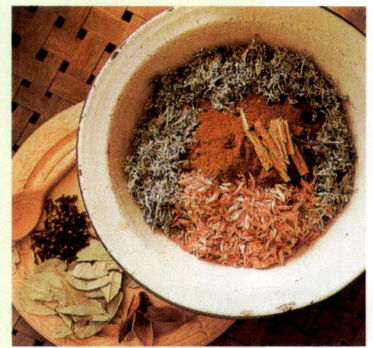

▬ PULVER

Die getrocknete Pflanze wird zermahlen. Pulver wird nur dann zur innerlichen Anwendung eingesetzt, wenn das betreffende Kraut besonders schnell wirken soll. Ansonsten wird Pulver unter Salben oder Pasten gemischt und äußerlich angewendet.

TINKTUR

Bei einer Tinktur handelt es sich um einen alkoholischen Auszug. In der Regel wird Alkohol mit frischen Pflanzen angesetzt. Neben Alkohol aus der Apotheke eignet sich auch Schnaps, Wodka oder Weingeist. Zwischen 2 und 6 Wochen wird die Tinktur angesetzt, nach dem Abseihen sollte sie ebenfalls kühl und dunkel aufbewahrt werden. Tinkturen werden verdünnt oder tröpfchenweise angewendet.

ABSUD

Bei einem Absud wird die Pflanze mit kaltem Wasser angesetzt und langsam zum Kochen gebracht. Maximal 10 Minuten muss ein Absud ziehen und dann wird er abgeseiht.

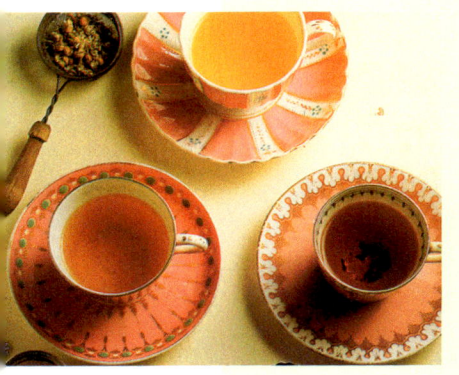

AUFGUSS

Ein Aufguss entspricht der klassischen Teezubereitung. Die Heilpflanzen werden mit heißem Wasser übergossen. Meistens müssen sie nicht länger als 10 Minuten ziehen und werden dann abgeseiht. Je nach Verwendung werden sie mit Honig oder Zucker gesüßt.

KALTAUSZUG

Beim Kaltauszug wird die Heilpflanze mit kaltem Wasser übergossen und über einen längeren Zeitraum, meistens 1 Tag, werden die Inhaltstoffe aus der Pflanze gezogen. Man sollte den Kaltauszug der öfteren mal umrühren. Nach dem Abseihen sollte man den Rückstand in der Regel nicht ausdrücken.

▬ SAFT

Säfte werden aus der frischen Pflanze hergesellt. Dafür werden die Früchte, Blätter oder Wurzeln ausgepresst. Werden sie vor allem wegen des Vitamingehaltes getrunken, sollten sie möglichst direkt nach der Zubereitung getrunken werden.

▬ SIRUP

Ein Sirup ist eine dickflüssige Zuckerlösung. Als Ausgangsprodukt dienen Säfte oder wasserhaltige oder weinhaltige Kräuterzubereitungen, die durch Zugabe von Zucker zu einer dickflüssigen Lösung gekocht werden.

▬ SALBE

Salben werden nur äußerlich angewendet. Basis für eine Salbe ist meist ein Heilöl. Dieses wird erwärmt und mit Wollfett (Lanolin) und Bienenwachs gehärtet.

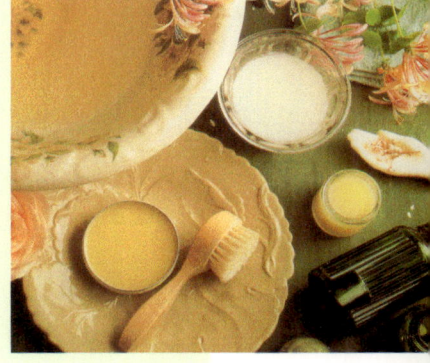

▬ BAD

Ob Vollbad, Sitz-, Fuß- oder Fingerbad: Kräuter bzw. Kräuterauszüge werden stark mit heißem Wasser verdünnt. Sie dienen in der Regel zur äußeren Anwendung. Teilweise werden dabei auch leicht flüchtige Stoffe inhaliert. Das Prinzip beruht vor allem auf der Zufuhr in Kombination mit Wärme, die den ganzen

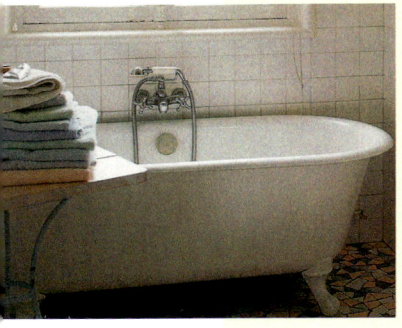

Körper oder den entsprechenden Bereich erwärmt und damit eine Entspannung und Beruhigung verschafft.

▬ Dampfbad bzw. Inhalation

Flüchtige Pflanzenheilstoffe steigen mit dem Wasserdampf auf. Meist werden sie zur Therapie von Atemwegserkrankungen eingesetzt. Zusätzlich haben sie eine Heil- und Kosmetikwirkung auf die Haut.

▬ Auflagen und Umschläge

Sie findet man zum einen als warme Auflagen und Umschläge. Sie sollen Verspannungen, Muskelschmerzen oder Hauterkrankungen lindern. Zum anderen werden auch Mulltücher mit Tinkturen getränkt. Hier sollen sie durch einen kühlenden Effekt Schmerzen von Prellungen, leichten Verbrennungen oder Entzündungen minimieren.

Heilpflanzen selbst sammeln und lagern

Die Grundsatzdiskussion – selbst sammeln, im Garten anbauen oder in der Apotheke kaufen – wird immer wieder gerne geführt. Eine allgemeingültige Antwort lässt sich nicht finden. Je unsicherer man ist, um so besser ist es, sich auf den Apotheker zu verlassen. Wer gerne gärtnert, kann Heilpflanzen auch in seinem Garten aussäen. Die meisten Heilpflanzen sind äußerst pflegeleicht. Sammeln sollte man nur die Heilkräuter, bei denen man sich absolut sicher ist. Sobald ein Zweifel bei der richtigen Bestimmung der Pflanze aufkommt, sollte sie nicht gepflückt werden.

▬ DAS SAMMELN VON HEILPFLANZEN

Zuerst stellt sich die Frage nach dem richtigen Sammelstandort. An stark befahrenen Straßen, dort, wo unzählig viele Hunde »gassi« geführt werden, oder auch an stark gespritzten Äckern sollten keine Pflanzen gesammelt werden. Das Sammeln von geschützten Pflanzen wie Arnika ist verboten, und in Naturschutzgebieten ist generell das Sammeln von Pflanzen untersagt.

Sammeln Sie nicht alle Pflanzen ab. Lassen Sie mindestens ein Drittel des Bestandes stehen, wenn es sich um eine seltene Heilpflanze handelt. Bei Brennnessel und Löwenzahn können Sie natürlich mehr sammeln, da diese so widerstandsfähig sind, dass sie sich stärker als erwünscht verbreiten.

▬ DEN RICHTIGEN ZEITPUNKT zum Sammeln von Heil-

pflanzen muss man kennen. Bei schlechtem Wetter sollte man aufs Sammeln verzichten, denn nasse Pflanzen lassen sich nur schlecht weiterverarbeiten.

▬ BLÜTEN werden einzeln gepflückt bzw. Blütenstände schneidet man als Ganzes ab. Unmittelbar nach dem Aufblühen ist der Wirkstoffgehalt der Blüte am höchsten.

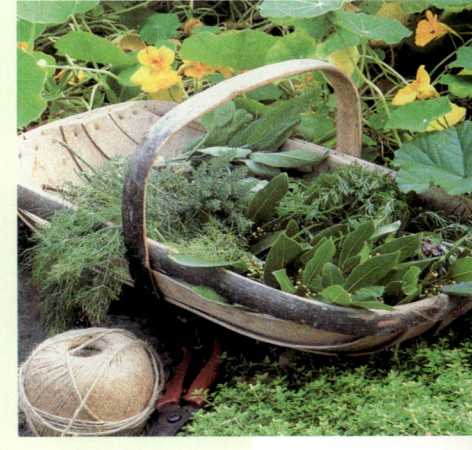

▬ GROSSE BLÄTTER werden einzeln gepflückt. Kleine Blätter sammelt man am Stiel und streicht sie später ab. Je jünger die Blätter sind, desto höher ist ihr Wirkstoffgehalt.

▬ DAS GANZE KRAUT wird direkt unmittelbar über dem Boden abgeschnitten. Die verholzten Teile werden vor oder nach dem Trocknen entfernt.

■ BEEREN werden zum optimalen Reifezeitpunkt gepflückt. Handelt es sich dabei um Fruchtstände wie bei Holunder, schneidet man diese ab und streift die Beeren Zuhause von
den Fruchtstielen.

■ WURZELN werden ausgegraben, von der Erde befreit
und abgewaschen. Wer Wurzeln sammelt, sollte unbedingt darauf achten, dass er nur einen kleinen Teil erntet und den Rest
unbeschadet stehen lässt.

Sammelt man gleich mehrere Heilpflanzen, sollte man da-
rauf achten, dass alle getrennt voneinander transportiert wer-
den, jedoch nicht in Plastiktüten. Eventuell auftretende
Feuchtigkeit kann dann nicht entweichen und stellt einen guten
Nährboden für Pilze dar. Besser geeignet sind Papiertüten,
Leinensäcke oder Körbe.

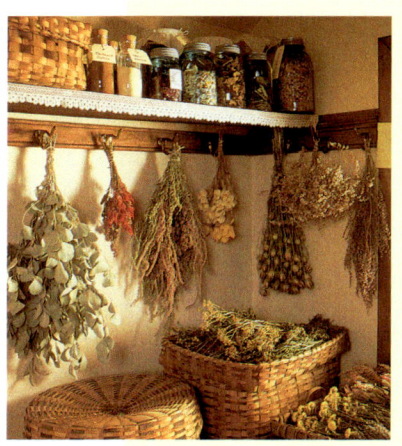

■ RICHTIG TROCKNEN UND LAGERN

Heilpflanzen sollten an luftigen und trockenen
Orten aufbewahrt werden. Ideal ist der Dachboden. Ganze Kräuter bindet man locker zu
Sträußen und hängt sie an einer gespannten
Leine auf. Blüten oder Blätter sollten nicht zu
dicht nebeneinander auf einem Leinentuch
oder auf Papier getrocknet werden. Dazu
benötigt man viel Platz. Wurzeln sollte man im
Backofen bei 50° C oder auf einem kräftig wär-
menden Heizkörper trocknen.

Getrocknete Kräuter können in
Papiertüten, Stoffsäckchen, Blechdosen, in
Holzkästchen oder Glasgefäßen aufbewahrt

werden. Sie sollten trocken und lichtgeschützt gelagert werden. Die Aufbewahrungsbehältnisse sollten beschriftet werden und beim erneuten Gebrauch wieder mit der gleichen Heilpflanze gefüllt werden, damit Aromastoffe sich untereinander nicht vermischen.

In der Regel kann man Heilkräuter zwischen 1 und 2 Jahren lagern. Wenn sie nicht mehr riechen, farblos aussehen und schnell zerbröseln, sind sie überaltert und haben damit ihren Wirkstoff verloren.

HEILPFLANZEN SELBST ANBAUEN

Heilpflanzen können Sie teilweise im Garten oder auf dem Balkon selbst aussäen oder setzen. Folgende Pflanzen eignen sich für einen Kräutergarten:

■ EIN- UND ZWEIJÄHRIGE PFLANZEN
Brunnenkresse, Erdrauch, Kamille, Kümmel, Petersilie, Ringelblume, Senf, Sonnenblume, Steinklee, Stiefmütterchen

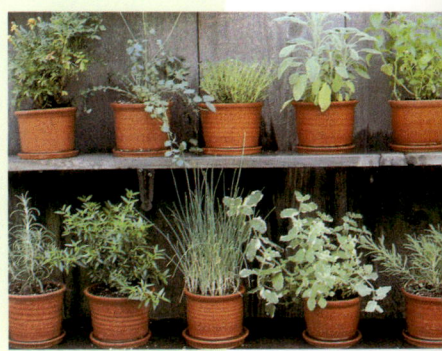

■ AUSDAUERNDE PFLANZEN
Ackerschachtelhalm, Arnika, Baldrian, Beinwell, Bibernelle, Blutwurz, Brennnessel, Efeu, Frauenmantel, Gänsefingerblume, Hopfen, Huflattich, Johanniskraut, Löwenzahn, Melisse, Minze, Odermennig, Rosmarin, Salbei, Schafgarbe, Spitzwegerich, Thymian

Selbstbehandlung und ihre Grenzen

Ob man selbst eine Krankheit behandeln kann oder ob man lieber einen Arzt besuchen will, ist eine Frage, die auch nach dem Lesen des Buches oder Nachschlagen in diesem Lexikon offen bleibt. Es sprechen sowohl Punkte dafür wie auch dagegen.

▬ Pro Selbstbehandlung

• Sie kennen die Grenzen Ihres Könnens und gehen rechtzeitig zum Arzt.

• Sie kennen Ihren Körper so gut, dass Sie eine Eigendiagnose erstellen können.

• Sie fühlen sich im Umgang mit Hausmitteln so sicher, dass Sie diese unterscheiden und auch in richtiger Dosis einsetzen können.

• Es gibt verschiedene Hausmittel für ein und dieselben Symptome und es schlagen bei jedem andere Heilmittel an. Sie sind sich selbst gegenüber so kritisch, dass Sie rechtzeitig erkennen, ob das verwendete Mittel wirkt oder nicht.

• Sie besitzen das Selbstbewusstsein, auch nach nicht erfolgreicher Eigenbehandlung zum Arzt zu gehen und diesen über ihre Selbstmedikation zu unterrichten.

• Sie halten Hausmittel nicht für Allheilmittel oder Wundermittel. Sie sind ein kritischer, aber auch selbstkritischer Mensch. Sie können sich selbst Fehler eingestehen.

Contra Selbstbehandlung

• Sie sind sich unsicher, ob dieses Hausmittel wirklich Ihre Beschwerden und Krankheit lindert.

• Sie können nur schwer Ihre Symptome einem Krankheitsbild zuordnen. Die Symptome sind diffus. Eine Eigendiagnose lässt sich nicht erstellen.

• Sie haben Zweifel, ob das Hausmittel, das Sie in der Hand haben, auch wirklich das ist, für das Sie es halten.

• Sie haben Angst vor einem Arztbesuch.

• Sie leiden immer wieder unter denselben Symptomen, ohne die Ursachen zu kennen.

• Sie trauen sich eigentlich eine Selbstbehandlung nicht zu und wollen nur Zeit und Geld sparen.

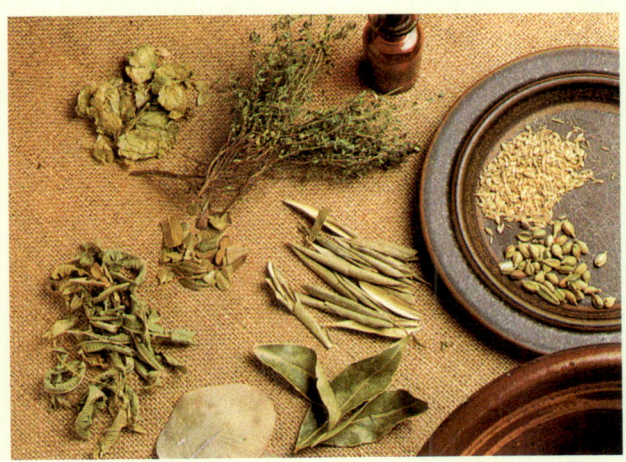

Ackerschachtelhalm

Equisetum arvense

■ SYNONYME: Schachtelhalm, Scheuergras, Zinnkraut

■ VERWENDETER TEIL/INHALTSSTOFFE: Es wird nur das junge Kraut des Ackerschachtelhalmes verwendet. Die zerkleinerten, getrockneten Ackerschachtelhalme sind vor allem reich an Flavonoiden und mineralischen Stoffen, mit großen Anteilen an Kieselsäure und Kaliumsalzen.

■ HEILWIRKUNG: Die Flavonoide regen in Kombination mit dem Kalium und der Kieselsäure die Harnausscheidung an. Die Kieselsäure enthält viel Silicium, ein für den menschlichen Organismus essentielles Spurenelement. Gerade das schnell wachsende Gewebe wie Schleimhäute, Haut, Haare und Nägel braucht viel Silicium, aber auch bei der Wundheilung kann das Silicium der Kieselsäure den Heilungsprozess fördern. Silicium unterstützt die Fähigkeit der Haut, Feuchtigkeit zu binden. Zugleich unterstützt es den Aufbau des Bindegewebes und das gesunde Wachstum von Haaren und Fingernägeln. Mit dem Alter nimmt der Siliciumgehalt im Organismus jedoch ab. Dadurch wird auch die Elastizität und Spannkraft des Bindegewebes sowie das Bindungsvermögen von Wasser reduziert.

■ ANWENDUNGSFORM: Regelmäßig als Tee getrunken wirkt der Ackerschachtelhalm gegen Harnwegsinfekte und bei Beinödemen, da er entwässert. Auch bei Gicht wird das Trinken

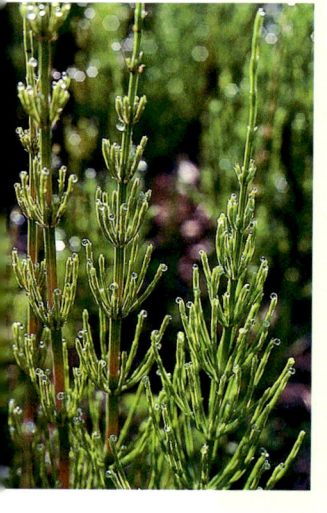

von Ackerschachtelhalmtee empfohlen, weil er das Ausschwemmen der Giftstoffe aus dem Körper fördert. Das Gurgeln oder eine Mundspülung mit Ackerschachtelhalmtee unterstützt den Heilungsprozess bei Zahnfleischentzündungen sowie bei Entzündungen in Mund und Rachen. Ein Bad oder ein Umschlag mit Ackerschachtelhalm unterstützt den Heilungsprozess von schlecht verheilenden Wunden.

WICHTIGER HINWEIS

Bei eingeschränkter Herz- und Nierentätigkeit ist das regelmäßige Trinken von Ackerschachtelhalmtee nicht empfehlenswert.

TEE:

1 Esslöffel getrocknetes Ackerschachtelhalmkraut mit 1 Tasse Wasser 5 Minuten kochen, dann 10 bis 15 Minuten ziehen lassen und abseihen. Über den Tag verteilt 3 Tassen trinken. Der Tee schmeckt bitter, trinken Sie danach 1 Glas Leitungswasser.

VOLLBAD:

Für ein Vollbad werden 3 Hand voll Ackerschachtelhalm ins Badewasser gegeben. Etwa 10 Minuten sollte man darin baden.

UMSCHLAG:

6 Esslöffel getrocknetes Kraut mit 1 Liter Wasser zum Kochen bringen. Etwa eine 1/2 Stunde köcheln lassen. Anschließend abseihen. Sterilen Verbandmull in den Sud tauchen und 2 bis 3-mal täglich den Umschlag wechseln.

Angelika

Angelica archangelica

▬ SYNONYME: Engelwurz, Brustwurz

▬ VERWENDETER TEIL/INHALTSSTOFFE: Es wird nur die Wurzel verwendet. Die zerkleinerte, getrocknete Angelikawurzel enthält als Wirkstoffe vor allem ätherische Öle, Bitterstoffe und Gerbstoffe sowie Furanocumarine, Harze, Wachs und Pektin.

WICHTIGER HINWEIS

Die in Angelikawurzel enthaltenen Furanocumarine machen die Haut lichtempfindlicher und können im Zusammenhang mit UV-Bestrahlung zu Hautentzündungen führen. Für die Dauer der Anwendung von Angelikawurzel oder ihrer Zubereitungen sollte daher auf längere Sonnenbäder verzichtet werden.

▬ HEILWIRKUNG: Die ätherischen Öle zusammen mit den Bitterstoffen regen den Appetit an, haben eine verdauungsfördernde und entkrampfende Wirkung. Auch die Sekretion des Gallensaftes wird angeregt. Bei Husten soll Angelika krampflösend wirken. Auch bei Rheuma wird Angelika äußerlich angewendet.

▬ ANWENDUNGSFORM: Regelmäßig vor dem Essen als Tee getrunken soll Angelika den Appetit anregen. Auch bei krampfartigen Bauchschmerzen kann der Tee aus Angelikawurzel die Beschwerden verringern. Als Hustenmittel soll der Tee in Schlückchen getrunken die Hustenkrämpfe reduzieren. Ein Bad mit Angelikawurzel oder das Einreiben mit Cremes und Salben, die Angelikawurzel als Substanz enthalten, soll die Rheumabeschwerden lindern.

TEE:

1 Esslöffel fein gehackte getrocknete Angelikawurzel mit 1 Tasse Wasser 5 Minuten kochen, 2 bis 3 Minuten ziehen lassen und abseihen. Über den Tag verteilt 3 Tassen trinken.

WEIN:

50 g fein gehackte getrocknete Angelikawurzel mit 1 Liter Weißwein übergießen. Das Ganze etwa 5 bis 7 Tage stehen lassen, dann abseihen. In einer gut verschließbaren Flasche aufbewahren. 1 Portweinglas bei Verdauungsbeschwerden trinken.

VOLLBAD:

Für ein Vollbad etwa 100 g getrocknete, zerkleinerte Angelikawurzel mit 1 Liter Wasser etwa 15 Minuten kochen, danach den Sud abseihen und zum heißen Vollbad geben. Rheumatiker sollten etwa 15 Minuten darin baden und pro Woche 2 Bäder nehmen.

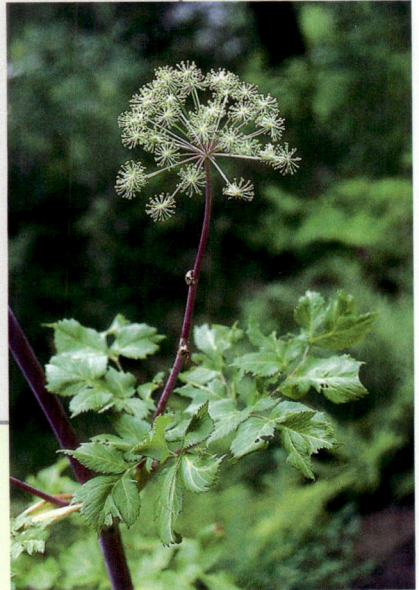

Anis

Pimpinella anisum

▬ SYNONYME: Runder oder Süßer Fenchel, Süßer Kümmel

▬ VERWENDETER TEIL/INHALTSSTOFFE: Es werden nur die kleinen, rundlich eiförmigen Früchte verwendet. Die getrockneten Früchte enthalten als Wirkstoffe vor allem ätherische Öle, insbesondere trans-Anethol.

▬ HEILWIRKUNG: Die ätherischen Öle des Anis mildern Blähungen, stärken den Magen und lindern den Husten. Auch die Milchbildung bei Wöcherinnen wird durch Anis unterstützt. Dem Anethol wird eine östrogene Wirkung zugeschrieben.

▬ ANWENDUNGSFORM: Anistee über den Tag verteilt getrunken soll den Husten mildern und die Blähungen lindern. Schon Säuglingen kann man vor dem Stillen etwa 1 Esslöffel Anistee einflößen; es soll den Appetit fördern. Wöcherinnen, die Probleme mit der Milchbildung haben, sollten ebenfalls regelmäßig Anistee oder spezielle Milchbildungstees trinken, die Anis enthalten. Auch das Einreiben der Brüste mit Anisöl soll die Milchbildung anregen.

TIPP

Anis vertragen auch schon Babys und Kleinkinder. Ungesüßter Anistee kann auch zur Behandlung der Dreimonatskoliken sowie bei Blähungen dem Kind per Nuckelflasche gegeben werden.

TEE:

1 gehäuften Teelöffel Anis im Mörser zerstoßen. Die Früchte mit 1 Tasse heißem Wasser übergießen, etwa 10 Minuten ziehen lassen und abseihen. Je nach Vorliebe mit Honig oder Zucker süßen. Bei Husten über den Tag verteilt 2 bis 5 Tassen trinken.

MILCHBILDUNGSTEEMISCHUNG:

10 g Anis, 10 g Fenchel, 10 g Schwarzkümmel, 10 g Dill, 10 g Majoran, 10 g Melisse in der Apotheke mischen lassen. Den Milchbildungstee portionsweise im Mörser zerstoßen und mit heißem Wasser überbrühen. Dann 10 Minuten ziehen lassen und abseihen.

ÖL:

1 Esslöffel Anis im Mörser zerstoßen. Die Früchte mit 100 ml Olivenöl oder auch Schwarzkümmelöl (nur in der Apotheke erhältlich) aufsetzen. Das Ganze 1 Woche an einem dunklen Ort ruhen lassen, dann abseihen und bei Zimmertemperatur dunkel lagern. Die Brüste damit massieren. Anisöl gibt es auch fertig oder in Kombination mit anderen milchbildenden Heilpflanzen als Öl in der Apotheke zu kaufen.

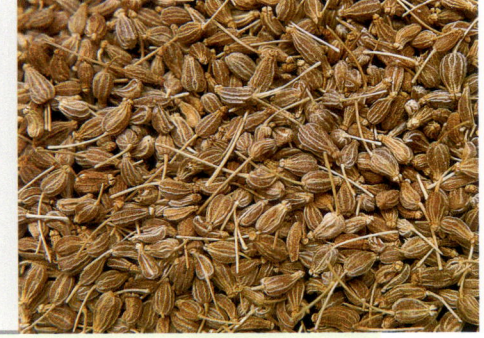

Arnika

Arnica montana

■■ SYNONYME: Johannisblume, Fallkraut, Bergwohlverleih

■■ VERWENDETER TEIL/INHALTSSTOFFE: Es werden nur die eidottergelben Blüten verwendet. Die getrockneten Blüten enthalten als Wirkstoffe vor allem Bitterstoffe wie Sequiterpenlaktone, Flavonoide und ätherische Öle.

■■ HEILWIRKUNG: Die ätherischen Öle wirken desinfizierend, entzündungshemmend und fördern die Wundheilung. Die Flavonoide stärken vermutlich das Herz-Kreislauf-System, insbesondere das von älteren Menschen.

WICHTIGER HINWEIS

Bei der innerlichen Anwendung mit Arnika besteht eine hohe Vergiftungsgefahr. Daher sollten Kleinkinder und senile Menschen nicht mit Arnikatee gurgeln. Auch Arnikazubereitungen in zu hohen Dosen können bei empfindlichen Menschen schon beim Hautkontakt allergische Reaktionen auslösen.

■■ ANWENDUNGSFORM: Arnika wird in erster Linie äußerlich angewendet. Als Tinktur oder Umschlag hat es bei Prellungen, Verstauchungen, Muskel- und Gelenkschmerzen eine schmerzlindernde sowie muskelentspannende Wirkung. Auch Insektenstiche lassen sich damit behandeln. Es wirkt aber auch entzündungshemmend auf Entzündungen im Mund- und Rachenraum und wird dort als Gurgellösung eingesetzt.

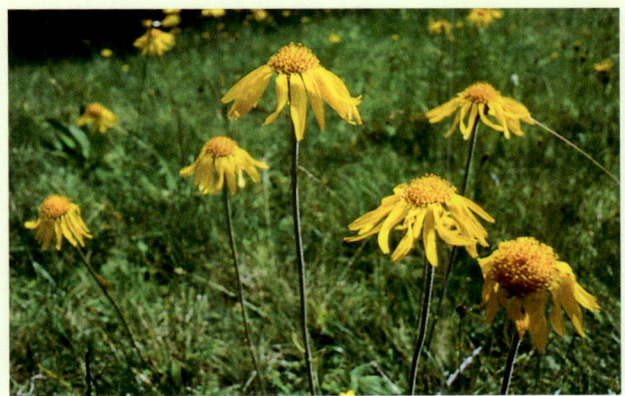

GURGELLÖSUNG:

1 Teelöffel Arnika mit 1 Tasse kochend heißem Wasser übergießen, etwa 10 Minuten ziehen lassen und abseihen. Lauwarm abkühlen oder auskühlen lassen. 2-mal täglich zum Gurgeln anwenden, bis sich die Schleimhautentzündung zurückgebildet hat.

TINKTUR:

50 g Arnikablüten mit 1/4 Liter reinem Alkohol (aus der Apotheke) übergießen. Etwa 10 Tage an einem dunklen Ort stehen lassen, dann abseihen und die Blüten gut ausdrücken. 1 Teelöffel der Tinktur mit 1/4 Liter Wasser verdünnen. Damit Mulltücher tränken und diese 3 bis 5 mal täglich für 10 Minuten auf die stumpfe Verletzung legen.

Bärlauch

Allium ursinum

■ SYNONYME: Bärenlauch, Waldknoblauch, Zigeunerlauch

■ VERWENDETER TEIL/INHALTSSTOFFE: Es werden junge Blätter und die Wurzel verwendet. Die Blätter haben nur frisch ihren Wirkstoff. Die Zwiebel ist ähnlich lagerbar und haltbar wie eine Gemüsezwiebel. Bärlauch enthält vor allem ätherische Öle wie das Lauchöl, Flavonoide und Vitamin C. Die Blätter enthalten Folsäure, ein Vitamin der B-Gruppe.

■ HEILWIRKUNG: Die ätherischen Öle in Kombination mit den anderen Inhaltsstoffen fördern den Appetit und regen die Magen- und Darmtätigkeit an. Die Folsäure fördert die Blutbildung und das Zellwachstum und das Vitamin C die allgemeinen Abwehrkräfte, so dass Schwächezustände, die durch einen Mangel dieser beiden Vitamine entstanden sind, behoben werden können.

■ ANWENDUNGSFORM: Der Saft des Bärlauchs oder die fein gehackten Blätter oder Zwiebeln unter pikante Speisen geben. Sie regen den Appetit sowie die Magen- und Darmtätigkeit an und stärken die Abwehrkräfte von Geschwächten. Bärlauch soll auch gegen die Frühjahrsmüdigkeit wirken.

WICHTIGER HINWEIS

Falls Sie Bärlauch im Frühjahr selber pflücken wollen, dürfen Sie ihn nicht mit den Blättern von Maiglöckchen verwechseln. Diese sind hochgiftig. Die Pflanze muss einen Knoblauch ähnlichen Geruch verströmen – dann sammeln Sie das richtige Kraut.

Saft:

Für den Saft die Blätter in einen Entsafter geben. Der Saft lässt sich mit Buttermilch oder Kefir zum Shake aufpeppen. Bärlauchblätter erhalten Sie im Frühjahr auf dem Wochenmarkt.

Pesto:

1 Bund Bärlauchblätter sehr fein hacken und mit Öl, Salz und eventuell Parmesan zu einer Paste verarbeiten. Sie hält sich in einem gut verschlossenen sauberen Schraubglas mehrere Wochen. Das Pesto kann auf Brot oder zu Nudeln, Kartoffeln oder Reis gegessen werden.

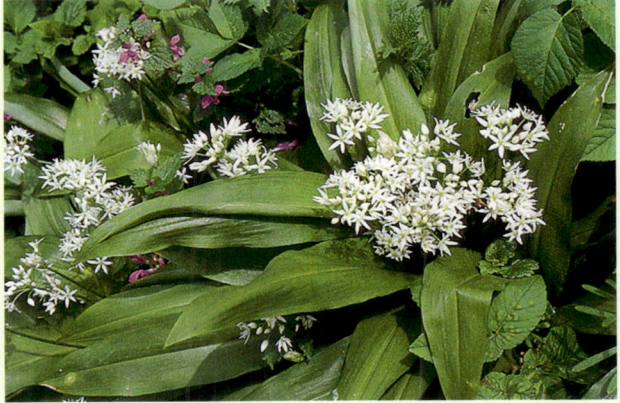

Baldrian

Valeriana officinalis

■■ SYNONYM: Katzenkraut

■■ VERWENDETER TEIL/INHALTSSTOFFE: Es wird die Wurzel verwendet. Die Wurzel enthält vor allem Baldrian typische Bitterstoffe, die Valepotriate, ätherische Öle und Valerensäure sowie die Alkaloide Chatinin und Valerin.

■■ HEILWIRKUNG: Die Baldrian typischen Bitterstoffe wirken in Kombination mit den ätherischen Ölen bei Konzentrationsschwäche anregend und gleichzeitig bei starker Erregung und nervöser Unruhe beruhigend. Die Substanzen verändern die Tätigkeit der Gehirnströme, verbessern dadurch die Schlafqualität und Einschlafstörungen verschwinden. Ferner wirken die ätherischen Öle krampflösend bei psychisch bedingten Magen- und Darmbeschwerden. Die enthaltenen Alkaloide reduzieren Sodbrennen und Aufstoßen, da sie überschüssige Magensäure binden.

■■ ANWENDUNGSFORM: Spannungskopfschmerzen, Prüfungsstress, Nervosität und Konzentrationsschwäche lassen sich mit Baldrianpulver und -tee behandeln. Als Tinktur oder Wein wird er hauptsächlich getrunken, um Prüfungsangst, Nervosität, Konzentrationsschwäche und Schlaflosigkeit abzubauen. Als Vollbad oder Kaltauszug unterstützt Baldrian das Einschlafen.

WUSSTEN SIE ...

Baldrian macht nicht – wie oft angenommen – müde. Baldrian harmonisiert die Hirntätigkeit, so dass Sie abends gut einschlafen und tagsüber konzentriert sind. Selbst bei Tätigkeiten, wo dem Körper eine erhöhte Aufmerksamkeit abverlangt wird, kann Baldrian eingesetzt werden.

TEE:

2 Teelöffel getrocknete, zerkleinerte Baldrianwurzel mit 1 Tasse kochend heißem Wasser übergießen, etwa 10 Minuten ziehen lassen und dann abseihen. Über den Tag verteilt 2 bis 3 Tassen trinken. Baldrian wird gerne mit Johanniskraut 1:1 gemischt. Diese Teemischung hat zusätzlich eine stimmungsaufhellende Wirkung. Regelmäßig anwenden.

BALDRIANWEIN:

20 g gehackte Baldrianwurzel, Schale von 1 ungespritzten Orange, 1 Rosmarinzweig, 1 Gewürznelke mit 1 Liter Weißwein übergießen und gut verschlossen etwa 2 Wochen an einem dunklen Ort lagern, dann abseihen. Den Wein kurz erhitzen und abfüllen. 2 bis 3-mal täglich oder vor dem Zubettgehen 1 Likörglas trinken.

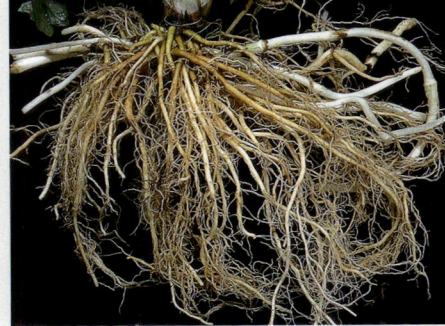

PULVER:

1 Teelöffel getrocknete Baldrianwurzel im Mörser zerkleinern und unter fetthaltige Speisen wie Quark, Joghurt oder Ähnliches rühren.

VOLLBAD:

100 g Baldrianwurzel in 1 Liter Wasser 10 Stunden ziehen lassen. Das abgeseihte Wasser zum Badewasser geben und 10 Minuten darin baden, danach sich sofort Schlafen legen.

Basilikum

Ocimum basilicum

SYNONYME: Königskraut, Deutscher Pfeffer

VERWENDETER TEIL/INHALTSSTOFFE: Es werden die Blätter verwendet. Ätherische Öle wie Methylchavicol, Cineol und Linalool, Gerbstoffe und Flavonoide sind die wichtigsten Inhaltsstoffe des Krautes.

HEILWIRKUNG: Die ätherischen Öle und Gerbstoffe helfen gegen Blähungen und bei Magenverstimmung. Basilikum gilt als schweißtreibendes Mittel. Es ist von Pharmakologen belegt worden, dass Basilikum bei Wöchnerinnen die Milchproduktion steigern kann.

ANWENDUNGSFORM: Basilikumtee hilft gegen Magenverstimmungen und wirkt schweißtreibend. Wöchnerinnen, deren Milchsekretion zu gering ist, können durch den Genuss von Basilikumpesto die Bildung der Muttermilch unterstützen.

GÄRTNERTIPP

Basilikum können Sie auch selbst im Blumentopf auf der Fensterbank oder auf dem Balkon ziehen. Er braucht viel Sonne, so wird er reich an seinen Inhaltsstoffen.

TEE:

1 gehäuften Teelöffel getrocknetes Basilikum mit 1 Tasse kochendem Wasser übergießen. 10 bis 15 Minuten ziehen lassen und abseihen.

KUR:

Bei einer Kur, um chronische Blähungen zu behandeln, muss man 1 Woche lang jeden Tag 2 Tassen Basilikumtee trinken. Dann 2 Wochen eine Pause einlegen und dann wieder 1 Woche den Basilikumtee trinken.

PESTO:

100 g gewaschene Basilikumblätter mit 200 ml Olivenöl und 20 g gerösteten Pinienkernen in einem Mixer pürieren. Dann 75 g geriebenen Parmesan untermengen und mit Salz würzen. Beim gekauften Pesto ist häufig Knoblauch im Pesto enthalten, dies sollte bei Wöchnerinnen nicht hinzugefügt werden, da das Ausschwitzen des Knoblauchs von den meisten Säuglingen als ungenehm empfunden wird.

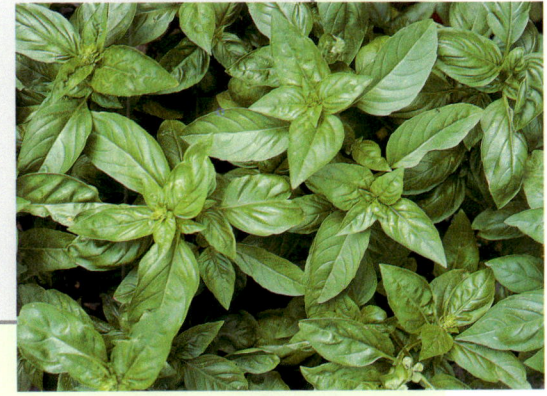

Beifuß

Artemisia vulgaris

■ SYNONYME: Gänsekraut, Johannisgürtel, Sonnenwendgürtel, Jungfernkraut, Wilder Wermut

■ VERWENDETER TEIL/INHALTSSTOFFE: Es werden die oberen Triebspitzen zur Blütezeit verwendet. Hauptwirkstoffe sind Bitterstoffe und die ätherischen Öle Campher und Thujon.

■ HEILWIRKUNG: Die beiden ätherischen Öle wirken keim- und pilzhemmend. Beifuß hat eine verdauungsfördernde Wirkung, da er den Sekretionsfluss von Magen und Darm sowie den Gallensaftfluss erhöht. Auch gegen starken Mundgeruch und Übelkeit soll das Kraut wirken.

> **WICHTIGER HINWEIS**
>
> Während der Schwangerschaft sollte man Beifußtee allerdings nicht trinken, da der Genuss zu einer Fehlgeburt führen kann.

■ ANWENDUNGSFORM: Beifußtee schmeckt nicht ganz so bitter wie Wermut, was von den meisten Menschen als angenehm empfunden wird. Er wirkt bei Verdauungsstörungen und regt die Produktion von Gallenflüssigkeit an. Dies ist besonders nach einem fetten Essen gewünscht.

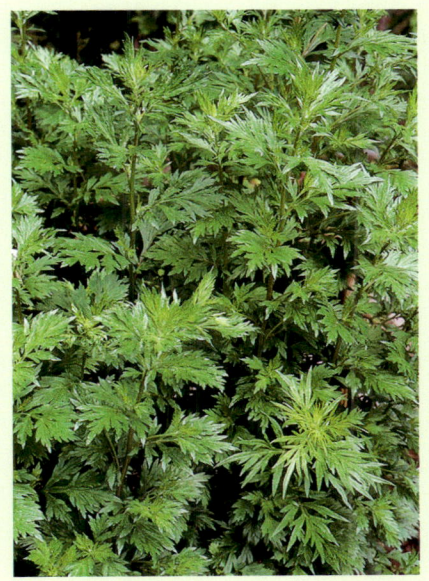

Tee:

1 gehäuften Teelöffel Beifußspitzen mit 1 Tasse heißem Wasser übergießen. Nur 1 bis 2 Minuten ziehen lassen und abseihen. Bei Bedarf 1 bis 3 Tassen über den Tag verteilt trinken.

Wein:

50 g Beifußkraut mit 1 Liter trockenem Weißwein ansetzen. Davon 1 Glas vor jeder Mahlzeit trinken.

Beinwell

Symphytum officinale

■■■ SYNONYME: Wallwurz, Beinwurz

■■■ VERWENDETER TEIL/INHALTSSTOFFE: Es wird die Wurzel der Pflanze verwendet. Diese enthält als Hauptwirkstoffe Allantoin, Schleimstoffe und Gerbstoffe.

■■■ HEILWIRKUNG: Allantoin fördert die Durchblutung und erhöht die Zellregeneration, wodurch der Heilungsprozess beschleunigt wird.

■■■ ANWENDUNGSFORM: Umschläge mit Beinwell unterstützen die Heilung von Knochenbrüchen, Zerrungen, Verstauchungen und Verrenkungen. Auch Schwellungen gehen zurück und der Schmerz wird durch das Eincremen mit Beinwellsalbe gelindert. Die Salbe müssen Sie in der Apotheke kaufen.

> WICHTIGER HINWEIS
>
> Beinwell darf aufgrund der lebertoxischen Pyrrolizidinalkaloiden nicht mehr innerlich angewandt werden. Auch äußerlich soll er nicht länger als über einen Zeitraum von 6 Wochen eingesetzt werden. Schwangere, Stillende und Kleinkinder sollten auf Beinwell als Heilmittel verzichten.

UMSCHLAG:

100 g zerkleinerte Beinwellwurzel in 1 Liter Wasser etwa 10 Minuten kochen, dann abseihen. Mit dem Sud warme Umschläge herstellen und diese auf die Verletzung legen. Die Umschläge dürfen nicht auf offene Wunden gelegt werden.

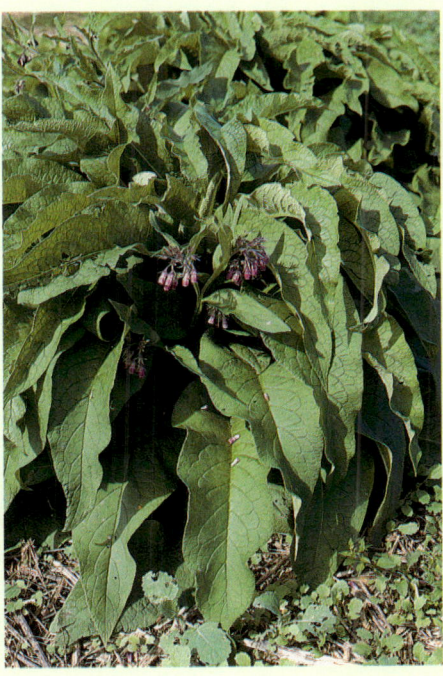

Berberitze

Berberis vulgaris

■■■ SYNONYME: Sauerdorn, Bubenstrauch, Spießdorn

■■■ VERWENDETER TEIL/INHALTSSTOFFE: Es werden die feuerroten Früchte sowie auch die Blätter verwendet. Die Früchte sind reich an Vitamin C, Fruchtsäure und Mineralstoffen sowie Spurenelementen. Die Blätter enthalten Alkaloide.

■■■ HEILWIRKUNG: Das Vitamin C in den roten Früchten der Berberitze steigert die Abwehrkräfte des Körpers. Ferner sollen die Inhaltsstoffe der Berberitzenfrüchte Schwangerschaftserbrechen und Appetitlosigkeit lindern. Den Alkaloiden in den Blättern wird eine herzstärkende Wirkung zugesprochen.

■■■ ANWENDUNGSFORM: Berberitzenmarmelade oder -saft sollte regelmäßig zum Frühstück gegessen werden, um den Appetit anzuregen oder auch die Schwangerschaftsübelkeit zu unterbinden. Aus den Blättern wird ein Tee zur Stärkung des Herzens zubereitet. Dieser sollte aber nur nach ärztlicher Absprache getrunken werden, da es die unterschiedlichsten Herzkrankheiten gibt und die Blätter in Überdosis giftig sind.

WICHTIGER HINWEIS

Die Früchte müssen reif sein, nur dann sind sie frei von Alkaloiden. Die alkaloidhaltige Pflanze ist schwach giftig. Eine Überdosierung kann zu Brechreiz, Durchfall, Nasenbluten, Nierenreizungen und Benommenheit führen.

TEE:

1 gehäuften Teelöffel getrocknete Berberitzenblätter mit
1 Tasse kochendem Wasser übergießen. Nur 5 Minuten
ziehen lassen und abseihen. 1 bis 2 Tassen sind nach ärztlicher Absprache erlaubt.

SAFT:

500 g vollreife Früchte mit 100 ml Wasser weich kochen,
durch ein Sieb streichen. Dieses Mus mit 250 bis 500 ml
Wasser oder auch Apfelsaft strecken. Mit
Zucker oder Honig süßen und in eine sterile, verschließbare Flasche abfüllen. Den
Saft im Kühlschrank aufbewahren und
bald trinken.

MARMELADE:

500 g vollreife Früchte mit 100 ml Wasser
weich kochen, durch ein Sieb streichen.
Das Mus mit der gleichen Menge Zucker
oder zusätzlich mit anderen Früchten wie
Beerenobst oder Pflaumen zu einer
Marmelade kochen.

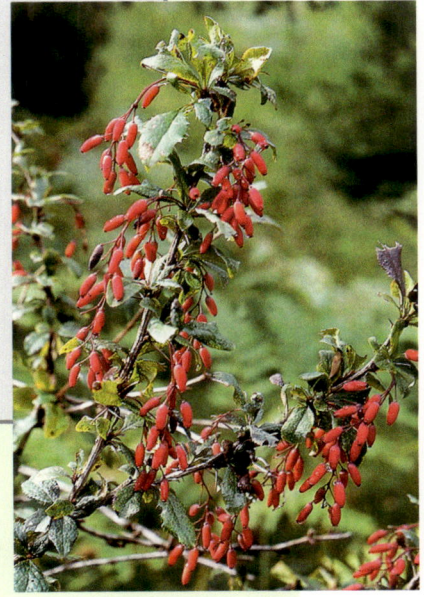

Bibernelle

Pimpinella saxifraga

▬ SYNONYME: Pimpernell, Bockwurz, Steinwurz

▬ VERWENDETER TEIL/INHALTSSTOFFE: Es wird die Wurzel der Pflanze verwendet. Diese enthält ätherische Öle, vor allem Phenolesterepoxide sowie Gerbstoffe, Saponine, Polyacetylene und Cumarine.

▬ HEILWIRKUNG: Phenolesterepoxide wirken stark sekretionsfördernd und entzündungshemmend. Dadurch ist die Bibernelle ein wirksamer Schleimlöser bei Entzündungen der oberen Atemwege.

WICHTIGER HINWEIS

Bibernelle kann leicht mit anderen Doldenblütlern verwechselt werden. Daher sollten Sie nicht eigenständig nach den Wurzeln graben, sondern diese getrocknet in der Apotheke kaufen.

▬ ANWENDUNGSFORM: Bibernelletee wird zum Gurgeln bei Angina, Bronchitis und Husten oder auch in Schlucken getrunken bei Verdauungsproblemen und Appetitlosigkeit angewandt. Auch wenn es sich wissenschaftlich bisher nicht bestätigen lässt, wird die Wurzel zudem bei Gicht, Nieren- und Blasensteinen, Menstruationsstörungen und nervösem Herzklopfen empfohlen.

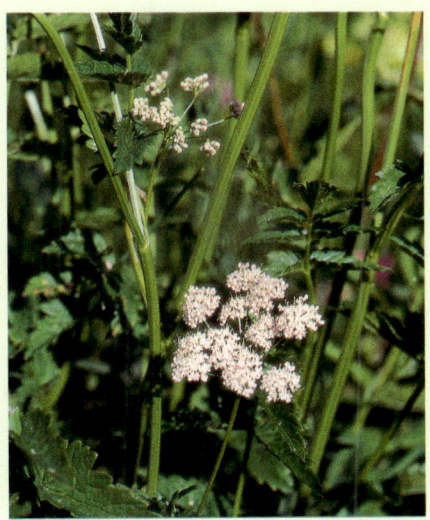

TEE:

1 gehäufter Teelöffel getrocknete Bibernellewurzel mit 1 Tasse kaltem Wasser übergießen. Das Ganze zum Kochen bringen und 3 Minuten bei niedriger Temperatur köcheln lassen und abseihen. Mit dem lauwarmen Tee 3-mal täglich gurgeln. Oder täglich 3 Tassen in kleinen Schlucken trinken.

KALTAUSZUG:

2 Teelöffel getrocknete Wurzeln 1 Tag in 1 Tasse Wasser ziehen lassen. Zum Gurgeln bei Entzündungen im Bereich der Mund- und Rachenhöhle.

Birke

Betula pendula

▬ SYNONYM: Frühlingsbaum

▬ VERWENDETER TEIL/INHALTSSTOFFE: Es werden die Blätter, die Rinde, der Teer und der Saft verwendet. Die Wirkstoffe der Blätter sind in erster Linie Flavonoide, gefolgt von ätherischen Ölen, Bitterstoffen, Gerbstoffen, Saponine und Vitamin C. Der Saft enthält pflanzliche Wuchsstoffe, organische Säuren und Salze. Die Rrinde enthält Betulin, auch Birkenkampfer genannt. Der Birkenteer ist reich an Phenolen, vor allem Kresol und Guajacol.

▬ HEILWIRKUNG: In der Heilkunde werden hauptsächlich die Birkenblätter eingesetzt. Sie haben eine stark harntreibende Wirkung, ohne dabei die Niere zu strapazieren, und werden insbesondere bei bakteriellen und entzündlichen Harnwegserkrankungen empfohlen. Sie haben außerdem eine leicht krampflösende und desinfizierende Wirkung. Auch wenn es medizinisch noch nicht belegt worden ist, halten viele Menschen Birkenblätter für das ideale Mittel gegen Rheuma und Gicht.

▬ ANWENDUNGSFORM: Birkenblättertee wird gerne als Frühjahrskur zur Blutreinigung verwendet, er spült die Nieren und schwemmt Salze, Nierengrieß und Nierensteine heraus. Auch Rheuma wird mit dem Tee behandelt. Das regelmäßige Einmassieren der Kopfhaut mit Birkensaft soll den Haarwuchs stärken. Bäder von Birkenblättern sind gut bei unreiner Haut.

> **WICHTIGER HINWEIS**
>
> Birkenblättertee sollte von Menschen mit Herz- und Niereninsuffizienz nicht getrunken werden. Es schadet hier mehr, als dass es Ödeme reduziert.

TEE:

1 gehäufter Teelöffel getrocknete Birkenblätter mit 1 Tasse kochend heißem Wasser übergießen, 10 Minuten ziehen lassen und abseihen. 4 Tassen über den Tag verteilt zwischen den Mahlzeiten trinken. Wasser nachtrinken.

BLUTREINIGUNGSKUR:

Nehmen Sie eine Mischung aus 30 g Birkenblättern, 20 g zerstoßenen Fenchelsamen, 20 g Melissenblättern, 10 g Hagebuttenfrüchten, 10 g Holunderblüten und 10 g Stiefmütterchenkraut. 1 Teelöffel der Teemischung mit 1 Tasse heißem Wasser übergießen, 10 Minuten ziehen lassen, dann abseihen. Über 4 bis 6 Wochen sollten täglich 3 Tassen getrunken werden, so entschlackt der Körper.

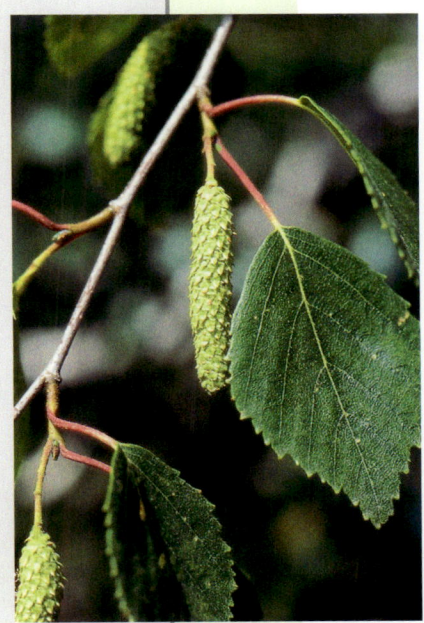

VOLLBAD/WASCHUNGEN:

3 bis 4 Hand voll Birkenblätter mit 1 Liter Wasser übergießen, aufkochen und 10 Minuten leise köcheln lassen. Abseihen und die Flüssigkeit dem Vollbad zugeben.

BIRKENBLÄTTER IM SALAT:

Probieren Sie es: mischen Sie ein paar frische, junge Birkenblätter im Frühjahr unter einen grünen Salat.

Blutwurz

Potentilla erecta

▬ SYNONYM: Tormentill

▬ VERWENDETER
TEIL/INHALTSSTOFFE: Es
wird die Wurzel der Blut-
wurz verwendet, die zu Pulver vermahlen wird. Sie ist
besonders reich an Gerbstoffen, insbesondere an Cate-
chingerbstoffe.

> **TIPP**
>
> Wenn Durchfall nach dem
> Trinken von Blutwurztee
> nicht nach 2 Tagen ver-
> schwunden ist, sollten Sie
> einen Arzt aufsuchen.

▬ HEILWIRKUNG: Die Gerbstoffe wirken bakterienhem-
mend und adstringierend, zusammenziehend.

▬ ANWENDUNGSFORM: Entzündungen in Mund- und
Rachenraum, wie auch eine Mandelentzündung, lassen sich

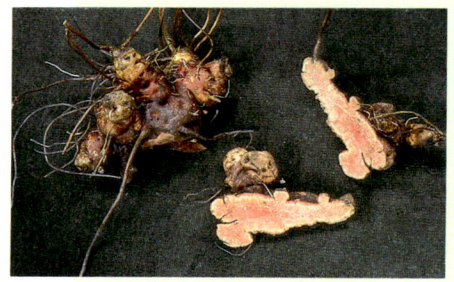

durch das Gurgeln mit Blutwurztee
behandeln. Auch Durchfall kann
mit Blutwurztee zum Stoppen
gebracht werden. Teilbäder oder
Umschläge mit Blutwurz sind zur
Therapie von schlecht heilenden
Wunden, nach Verbrennungen oder
Erfrierungen sowie von Hämorrhoiden geeignet.

TEE:

1 Teelöffel Blutwurzpulver mit 1 Tasse heißem Wasser übergießen und etwa 10 Minuten ziehen lassen, dann abseihen. Zum Trinken und lauwarm zum Gurgeln geeignet.

TEILBAD:

Pro Liter Wasser etwa 1 Esslöffel Blutwurzpulver ins Wasser einrühren und darin Fuß, Arm oder Po etwa 5 bis 10 Minuten baden.

UMSCHLAG:

Blutwurzpulver mit etwas Wasser oder auch Quark anrühren. Den Brei auf einen Umschlag streichen und diesen auf die Wunde legen. Nach etwa 30 Minuten entfernen.

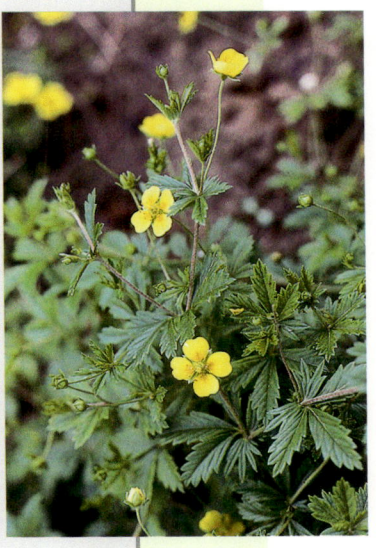

Bockshornklee

Trigonella foenum-graecum

▪▪ SYNONYME: Gelber Schabzigerklee, Kuhhornklee, Fenugräk

WUSSTEN SIE …

Bockshornklee ist in der Schweiz ein traditionelles Gewürz. Der Schabziger, ein alter Schweizer Klosterkäse, enthält die Blätter als Geschmackskomponente.

▪▪ VERWENDETER TEIL/ INHALTSSTOFFE: Der getrocknete Samen wird als Heilmittel verwendet. Die Samen haben einen hohen Anteil an Schleimstoffen sowie zusätzlich Steriodsaponine, Sterole, Flavonoide und in geringen Mengen ätherisches Öl.

▪▪ HEILWIRKUNG: Die Schleimstoffe sollen bei äußerlicher Anwendung die Haut aufweichen. Innerlich angewandt soll Bockshornklee die Darmperistaltik erhöhen, das Cholesterin im Darm binden und gegen Husten helfen. Auch sollen die Inhaltsstoffe des Samens die Milchbildung bei Stillenden fördern.

▪▪ ANWENDUNGSFORM: Als Breiumschlag soll Bockshornkleeschrot mit Wasser oder Essig angerührt bei Nagelbetteiterung, offenen Beinen und Furunkeln helfen. Als Schrot unter weiche Speisen gerührt regt es die Verdauung an und senkt den Cholesterinspiegel. Als Tee soll er Husten reduzieren und bei Stillenden die Milchsekretion fördern.

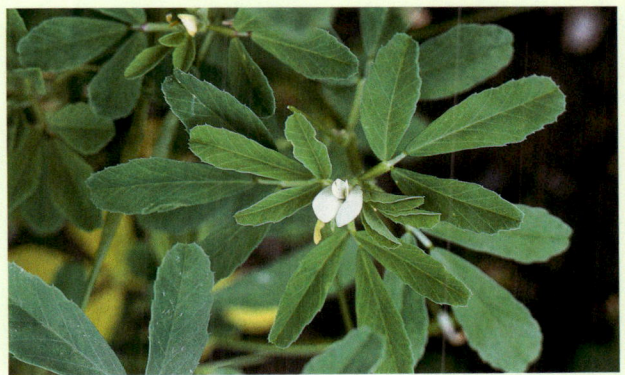

TEE:

2 Teelöffel geschroteten Bockshornklee mit 1 Tasse kaltem Wasser übergießen und etwa 3 Stunden stehen lassen. Einmal alles aufkochen und sofort abseihen. Lauwarm, eventuell mit Honig gesüßt trinken.

UMSCHLAG:

Etwa 100 g geschrotete Bockshornkleesamen mit Wasser oder auch Essig zu einem Brei verrühren und einmal aufkochen lassen. Der Samen quillt stark, daher den Brei nicht zu dick anrühren. Den gekochten, noch warmen Brei auf ein Leinentuch streichen und auf die entzündete Stelle legen. Einen lauwarmen Umschlag 3 bis 4-mal am Tag auflegen und so lange auf der Wunde liegen lassen, bis er erkaltet ist.

Bohnenkraut

Satureja montana

▬ SYNONYME: Pfefferkraut, Kölle

▬ VERWENDETER TEIL/INHALTSSTOFFE: Es wird das ganze blühende Kraut ohne Wurzel verwendet. Bei den Wirkstoffen handelt es sich um ätherische Öle, Gerbstoffe, Bitterstoffe, Sitosterin und Ursolsäure.

▬ HEILWIRKUNG: Die ätherischen Öle beeinflussen den gesamten Magen-Darm-Trakt positiv. Auch bei Husten soll Bohnenkraut helfen.

▬ ANWENDUNGSFORM: Bei Appetitlosigkeit, Blähungen oder Durchfall soll ein Tee mit Bohnenkraut Abhilfe schaffen. Husten und Keuchhusten bei Kleinkindern soll durch das Trinken von Bohnenkrauttee gelindert werden. Aber auch als Vollbad soll Bohnenkraut bei Erkältungskrankheiten helfen.

> TIPP
>
> Bohnenkraut ist auch ein wichtiges Küchengewürz, das bei gehaltvoller Hausmannskost nicht nur würzt, sondern auch bei der Verdauung hilft.

TEE:

1 Teelöffel getrocknetes Bohnenkraut mit 1 Tasse kochend heißem Wasser übergießen und etwa 10 Minuten ziehen lassen, dann abseihen. Warm trinken und eventuell mit Honig süßen.

VOLLBAD:

3 Bund Bohnenkraut (etwa 100 g) mit 1 Liter kochend heißem Wasser übergießen und 20 Minuten ziehen lassen. Dann abseihen und zum Badewasser geben. Man kann den Badezusatz auch aus einer Mischung von Thymian und Bohnenkraut im Verhältnis 1:1 herstellen.

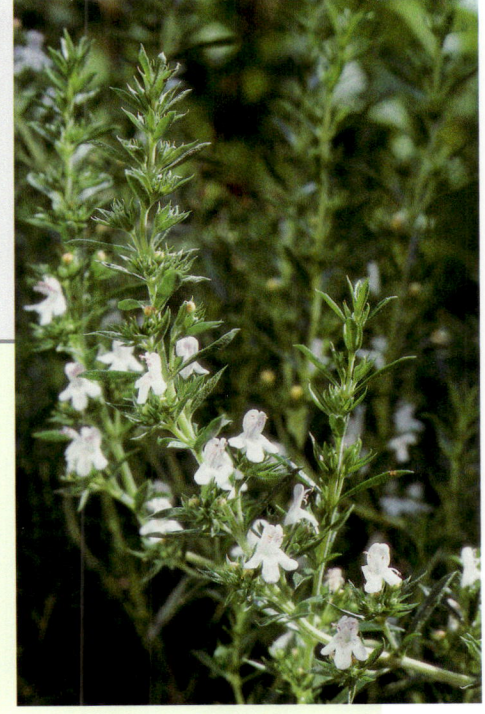

Borretsch

Borago officinalis

SYNONYM: Wohlgemutsblume

VERWENDETER TEIL/INHALTSSTOFFE: Es wird das ganze blühende Kraut ohne Wurzel sowie der Samen verwendet. Borretschkraut enthält ätherische Öle sowie Kieselsäure, und frisch ist es reich an Vitamin C. Der Samen enthält viel Gamma-Linolensäure.

> **WUSSTEN SIE ...**
>
> Borretsch harmoniert in der Küche besonders gut mit Gurkensalat.

HEILWIRKUNG: Die ätherischen Öle sollen auf die Hormonausschüttung und auf das Nervensystem Einfluss nehmen. Die Gamma-Linolensäure lindert unter Umständen Hauterkrankungen. Vor allem bei Neurodermitis wird das Öl angewandt. Die Kieselsäure enthält Silicium, das am Aufbau von Bindegewebe, Haaren und Nägeln beteiligt ist.

ANWENDUNGSFORM: Borretschöl wird zum Einreiben von trockener und entzündeter Haut empfohlen. Menschen mit einer Neigung zu Neurodermitis leiden meistens unter einem Enzymdefekt und können selbst keine Gamma-Linolensäure bilden. Durch das regelmäßige Einreiben erhalten sie diesen Wirkstoff. Das Borretschkraut wirkt bei innerer Anwendung im Milchshake oder unter Salat gemischt vor allem auf die Nebenniere und lindert somit Melancholie und Nervosität. Auch bei brüchigen Nägeln und spröden Haaren wird der häufige Genuss von Borretsch empfohlen, da die Kieselsäure einen positiven

Einfluss auf die Festigkeit von Nägeln und die Stabilität des Haares hat. Die Blüten und das Kraut vom Borretsch dürfen nicht über einen längeren Zeitraum angewendet werden, aufgrund bestimmter Alkaloide, die im Verdacht stehen, krebserregend zu sein.

BORRETSCH-BUTTERMILCH-SHAKE:

5 Esslöffel fein gehacktes Borretschkraut mit 1/2 Liter Buttermilch vermengen. Mit Salz, Pfeffer und 1 Spritzer grünem Tabasco würzen. Den Shake eventuell mit den blauen Blüten verzieren.

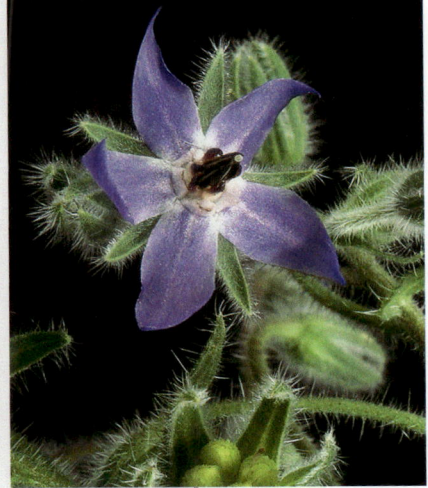

UMSCHLAG:

4 Esslöffel fein gehacktes Borretschkraut mit 1/4 Liter kochendem Wasser übergießen, 10 Minuten ziehen lassen und dann abseihen. Ein Leinentuch oder ein Mulltuch damit tränken und auf die entzündete Stelle legen. Mehrmals täglich anwenden.

BORRETSCHÖL:

Das Öl gibt es im Reformhaus zu kaufen. 2- bis 3-mal am Tag die betroffenen Stellen damit einreiben.

Brennnessel

Urtica dioica, Urtica urens

▬ SYNONYME: Nessel, Donnernessel, Hanfnessel, Eselskraut

▬ VERWENDETER TEIL/INHALTSSTOFFE: Es werden die Blätter und Wurzeln der Brennnessel verwendet. Die Wirkstoffe der Blätter sind in erster Linie Flavonoide, gefolgt von Vitamin C, Provitamin A, Folsäure sowie Eisen, Kalium, Kieselsäure und Aminen. Die Wurzeln enthalten Gerbstoffe und vor allem Beta-Sitosterin.

> **TIPP**
>
> Brennnesseln nicht an stark befahrenen Straßen sammeln.

▬ HEILWIRKUNG: Das Vitamin C und Provitamin A stärken das Immunsystem. Folsäure und Eisen spielen eine entscheidende Rolle bei der Blutbildung. Kalium wirkt entwässernd. Kieselsäure stärkt Bindegewebe, Fingernägel und Haare. Das Beta-Sitosterin wird zur Behandlung von gutartigen Prostatakarzinomen verwendet.

▬ ANWENDUNGSFORM: Brennnesseltee wird gerne als Frühjahrskur zur Blutreinigung getrunken, er spült die Nieren und schwemmt Salze, Nierengrieß und Nierensteine heraus. Er stärkt das Immunsystem und unterstützt die Blutbildung. Auch Rheuma wird mit dem Tee oder einer Teemischung mit Brennnesselblättern behandelt. Das regelmäßige Einmassieren der Kopfhaut mit erkaltetem Brennnesselwurzeltee soll bei Schuppen und sprödem, glanzlosem Haar helfen. Bäder sind gut bei unreiner Haut. Ferner soll Brennnesselwurzeltee bei regelmäßiger Anwendung gutartige Prostatakarzinome im Wachstum hemmen. Dies sollte aber auf jeden Fall mit dem Urologen abgesprochen werden.

TEE:

1 gehäuften Teelöffel getrocknete Brennnesselblätter mit 1 Tasse kochend heißem Wasser übergießen, 10 Minuten ziehen lassen und abseihen. 3 bis 4 Tassen über den Tag verteilt trinken. Eine Kur sollte mindestens 4 Wochen und maximal 8 Wochen durchgeführt werden. Dann täglich 4 Tassen Brennnesseltee trinken.

BRENNNESSELBÄTTER IM SALAT:

Frische, junge Brennnesselblätter im Früh-jahr unter einen grünen Salat mischen.

HAARWASSER:

250 g zerhackte Wurzeln in 1 Liter Wasser und 1/2 Liter Weinessig 1/2 Stunde kochen. Einmal pro Woche die Kopfhaut damit ein-reiben.

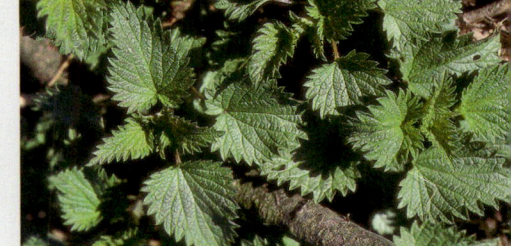

VOLLBAD/WASCHUNGEN:

1 Hand voll Brennnesseln mit 1 Liter Wasser übergießen, aufkochen und einige Minuten leise köcheln lassen. 15 Minuten ziehen lassen, abseihen und den Sud ins Voll-bad geben bzw. für Waschungen verwenden.

Brombeere

Rubus fruticosus

■■ SYNONYME: Bramel, Feldschwarzbeere

■■ VERWENDETER TEIL/INHALTSSTOFFE: Es werden die Blätter des Brombeerstrauches als Arzneimittel verwendet. Die Wirkstoffe der Blätter sind in erster Linie Gerbstoffe, organische Säuren, Flavonoide und etwas Vitamin C.

■■ HEILWIRKUNG: Die Gerbstoffe haben eine leicht zusammenziehende Wirkung, daher sind die Blätter bei leichten Durchfallerkrankungen und entzündeten Schleimhäuten indiziert.

■■ ANWENDUNGSFORM: Brombeerblättertee ist ein beliebter Hustentee und beruhigt die entzündeten Schleimhäute. Lauwarm oder erkaltet wird er gerne zum Gurgeln bei Heiserkeit und Angina verwendet. Auch bei leichtem Durchfall und Menstruationsbeschwerden hilft der Tee. Brombeersaft ist zwar in erster Linie ein Lebensmittel, ist aber auch als Heilmittel wirksam bei Durchfall. Als Auflage beschleunigen die Blätter die Heilung bei Entzündungen.

TIPP

Brombeerblätter können Sie auch selbst sammeln, die Blätter sollten Sie etwas welken lassen und dann mit einem Nudelholz leicht zerdrücken. Die Blätter werden mit ein wenig Wasser besprenkelt und dann in ein Geschirrtuch zum Trocknen an einen warmen Ort aufgehängt.

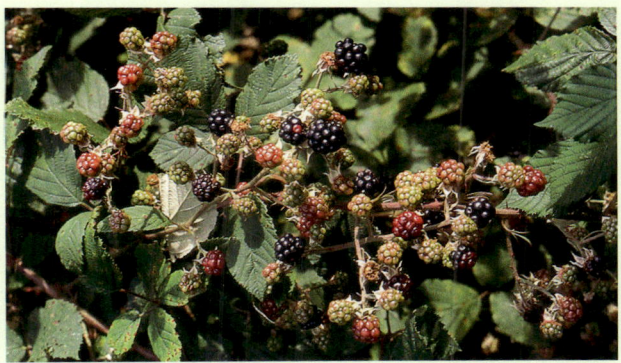

TEE:

1 gehäuften Teelöffel getrocknete Brombeerblätter mit 1 Tasse kochend heißem Wasser übergießen, 10 Minuten ziehen lassen und abseihen.

TEEMISCHUNG:

Im Verhältnis 2:2:1 Brombeerblätter, Himbeerblätter und Pfefferminzblätter mischen. Ebenfalls 1 gehäuften Teelöffel der Teemischung mit 1 Tasse kochend heißem Wasser übergießen, 10 Minuten ziehen lassen und abseihen.

AUFLAGE:

100 g frisch zerquetschte Blätter mit wenig Wasser verrühren. 3 Stunden stehen lassen und dünn auf die betroffene Stelle auftragen.

Brunnenkresse

Nasturtium officinale

▬ SYNONYME: Bachkresse, Wasserkresse, Wassersenf

▬ VERWENDETER TEIL/INHALTSSTOFFE: Es wird das ganze Kraut ohne Wurzel oder Samen verwendet. Der Hauptwirkstoff ist ein Senfölglykosid, das Glukonasturtin. Außerdem ist das frische Kraut reich an Vitamin C und Provitamin A und enthält in größeren Mengen Kalium und Eisen.

▬ HEILWIRKUNG: Das Glukonasturtin hat eine antibiotische Wirkung, ohne dabei die gesunde Darmflora zu zerstören. Die Vitamine stärken das Abwehrsystem und Kalium hat eine leicht harntreibende Wirkung.

▬ ANWENDUNGSFORM: Die Brunnenkresse wird insbesondere frisch als Salatblatt oder Saft während der Frühjahrskur als Auffrischer und Aktivierer verwendet. Der Tee wird bei Husten und Bronchitis, aber auch bei Blasen- und Harnwegsentzündungen empfohlen. Getrocknet verliert das Kraut seine Heilkraft.

WICHTIGER HINWEIS

Mehr als 20 g frische Brunnenkresse sollten Sie am Tag nicht essen, denn bei übermäßigem Verzehr kann es zu Reizungen der Magenschleimhaut kommen.

BRUNNENKRESSE-QUARK:

20 g frische Brunnenkresse fein hacken, mit 100 g Mager-quark und 2 Esslöffeln Crème fraîche verrühren. Mit Salz und etwas Pfeffer abschmecken. Passt ausgezeichnet zu dunklem Vollkornbrot.

BRUNNENKRESSE ALS WÜRZMITTEL:

Im Frühjahr können Sie frische, junge Brunnenkresse unter Salate oder Suppen mischen. Sie geben den Gerichten einen leicht scharfen Geschmack. Bei einer Tagesdosis von 20 g über 4 Wochen als Kur geeignet.

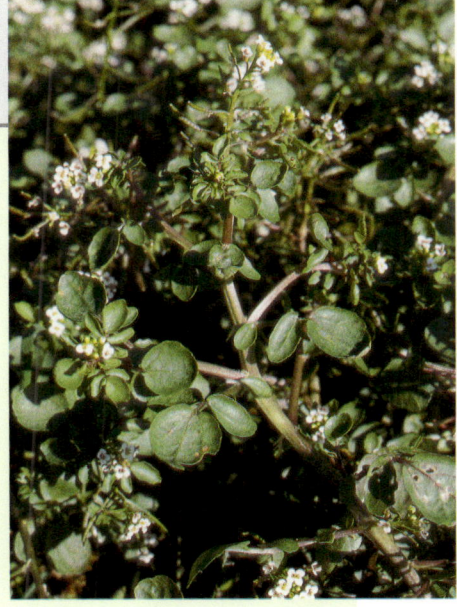

Buchweizen

Fagopyrum esculentum

▬ SYNONYME: Heidenkorn, Sarazenenkorn, Türkenkorn

▬ VERWENDETER TEIL/INHALTSSTOFFE: Es wird das Kraut und der Samen des Buchweizens genutzt. Das Buch-

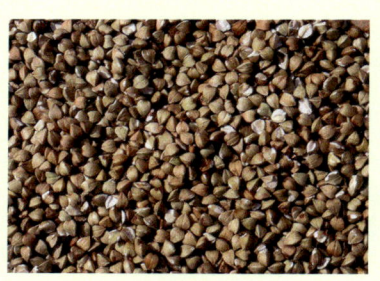

weizenkraut enthält insbesondere Rutin, aber auch andere Flavonoide sowie Gerbstoffe. Der Samen ist reich an B-Vitaminen und Eiweiß.

▬ HEILWIRKUNG: Das Rutin soll bei Durchblutungsstörungen, Venenschwäche, Krampfadern und Ödemen helfen. Es erhöht die Durchlässigkeit des Blutes in den kleinsten Gefäßen, den Kapillaren. B-Vitamine sind am Energiestoffwechsel beteiligt und stärken das Nervensystem.

▬ ANWENDUNGSFORM: Der Tee aus Buchweizenkraut kann bei einer dauerhaften Anwendung nach 2 bis 3 Wochen auf die Gefäße eine positive Wirkung zeigen. Tee aus den Samen soll schlaffördernd wirken. Jedoch wird der Samen meist als Mehl oder Grütze verarbeitet zum Kochen und Backen verwendet. Als Brei gilt er als Aufbaukost.

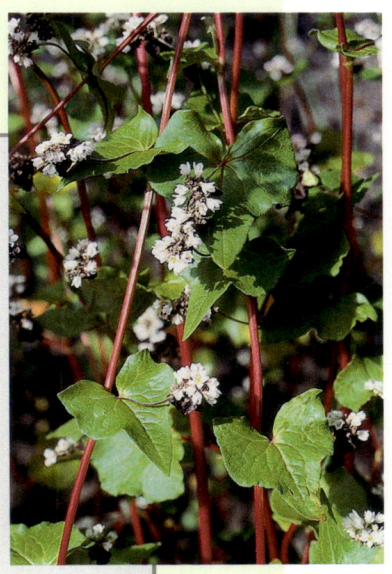

TEE:

1 Teelöffel Buchweizenkraut zu 1 Tasse kochendes Wasser geben und zusammen etwa 1 Minuten kochen lassen. Dann 10 bis 15 Minuten stehen lassen und abseihen. 2 bis 3 Tassen über den Tag verteilt trinken.

TEEMISCHUNG:

1 Teelöffel Buchweizenkraut, 1 Teelöffel Johannisbeerblätter und 1 Teelöffel Mistel mit 1 Tasse kochend heißem Wasser übergießen. Dann 10 bis 15 Minuten ziehen lassen und abseihen.

BREI:

4 Esslöffel Buchweizengrütze mit 1/4 Liter Wasser zum Kochen bringen. Den Brei etwa 1 Minuten kochen lassen und dann mit Honig süßen. Man kann den Brei auch mit Milch zubereiten.

WUSSTEN SIE …

Buchweizen ist kein Getreide und daher auch nicht mit dem Weizen verwandt. Es handelt sich um ein Knöterichgewächs.

Buttermilch

▬ SYNONYME: keine

▬ VERWENDETER TEIL/INHALTSSTOFFE: Buttermilch fällt bei der Produktion von Butter aus Milch an. Sie ist reich an Lecithin, B-Vitaminen und Calcium.

▬ HEILWIRKUNG: Lecithin und die B-Vitamine sorgen für eine gesunde Haut und stärken den Körper bei Stress. Calcium ist wichtig im Stoffwechsel der Knochen, Zähne und Fingernägel.

▬ ANWENDUNGSFORM: Das regelmäßige Trinken von Buttermilch stärkt eine gesunde Darmflora und verhindert somit die Entstehung von Magen-Darm-Erkrankungen. Ferner kann der Genuss von Buttermilch beim Abbau von Stress und Müdigkeit helfen. Auch äußerlich wird Buttermilch angewandt. Ein Bad in Buttermilch hilft bei leichtem Sonnenbrand. Auch Schwellungen, leichte Rötungen werden mit Buttermilch bestrichen. Aufgrund der kühlenden Wirkung lässt der Schmerz nach und die Schwellung geht zurück.

> **TIPP**
>
> Das Abreiben der Haut mit Buttermilch soll auch raue Haut nach regelmäßiger Anwendung von 4 bis 6 Wochen wieder glatt und weich machen.

PIKANTER BUTTERMILCHSHAKE:

500 ml Buttermilch mit 6 Esslöffeln frisch gehackten Küchenkräutern, z. B. Schnittlauch, Petersilie und Basilikum vermengen. Mit Salz und Pfeffer abschmecken. Sie können auch etwas Möhrensaft unter die Buttermilch mischen.

SÜSSER BUTTERMILCHSHAKE:

500 ml Buttermilch mit 250 g Beerenobst, z. B. Heidelbeeren, Himbeeren, Erdbeeren oder Brombeeren, pürieren. Nach persönlichem Geschmack mit Honig oder Zucker süß abschmecken.

VOLLBAD:

2 bis 3 Liter Buttermilch zum Wasser in die Badewanne geben und darin 10 bis 20 Minuten baden. Dieses Bad soll der Haut Feuchtigkeit geben und damit den Sonnenbrand im Ausmaß reduzieren.

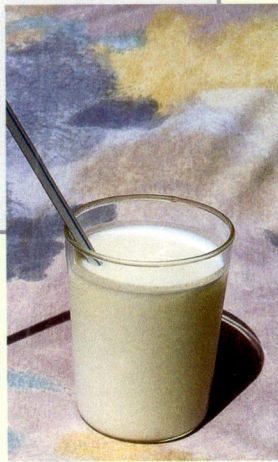

Dill

Anethum graveolens

▬ SYNONYME: Gurkenkraut, Kapernkraut, Hexenkraut

▬ VERWENDETER TEIL/INHALTSSTOFFE: Es werden in der Regel die kleinen, dunklen, eiförmigen Früchte verwendet. Die getrockneten Früchte enthalten als Wirkstoffe vor allem ätherische Öle, außerdem Mineral- und Bitterstoffe.

▬ HEILWIRKUNG: Die ätherischen Öle des Dills mildern Blähungen, lindern Darmkrämpfe und Bauchschmerzen, Unterleibsbeschwerden bei Frauen und helfen bei Schluckauf. Auch die Milchbildung bei Wöchnerinnen wird durch Dill unterstützt.

▬ ANWENDUNGSFORM: Das Trinken von Dilltee oder -wein vor, zum oder nach dem Essen soll Verdauungsbeschwerden lindern. Schluckauf lässt sich beheben, indem man Dillsamen zerkaut. Wöchnerinnen, die Probleme mit der Milchbildung haben, sollen ebenfalls regelmäßig Dilltee oder spezielle Milchbildungstees trinken, die neben Dill auch Anis, Fenchel und Kümmel enthalten. Bei Unterleibsbeschwerden empfiehlt sich ein Sitzbad.

GÄRTNERTIPP

Wenn Sie den Dill in Ihrem Kräuterbeet nur teilweise herunterschneiden, bildet sich eine gelbe Doldenblüte. Im Herbst finden Sie dort den braunen Samen, den Sie ernten und trocknen können. Auch die Blätter enthalten in geringeren Mengen die Wirkstoffe der Früchte und können als Heilmittel eingesetzt werden.

TEE:

1 Teelöffel Dillfrüchte im Mörser zerstoßen. Die Früchte mit einer Tasse heißem Wasser übergießen und etwa 10 Minuten ziehen lassen und abseihen.

MILCHBILDUNGSTEEMISCHUNG:

Siehe Seite 38

WEIN:

2 Teelöffel Dillfrüchte im Mörser zerstoßen. Die Früchte mit je 1 Tasse Wasser und Weißwein aufkochen. 5 bis 10 Minuten ziehen lassen und abseihen. Den Wein als Punsch oder kalt über den Tag verteilt zu den Mahlzeiten trinken.

SITZBAD:

30 g Samen in 1 Liter siedendes Wasser geben, kurz kochen und 15 Minuten ziehen lassen. Zum Sitzbad geben.

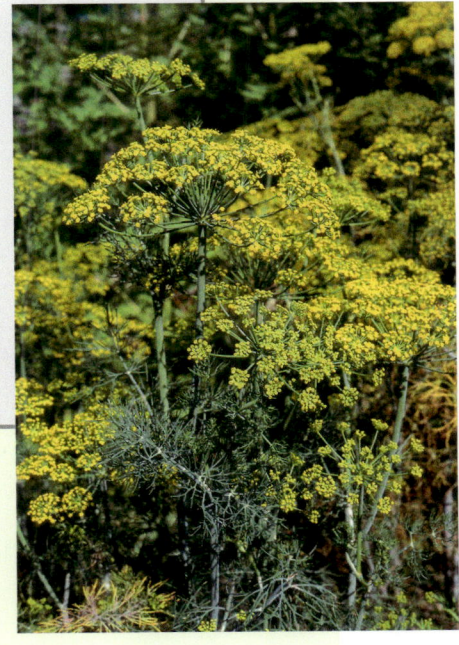

Eberesche

Sorbus aucuparia

■ SYNONYME: Vogelbeere, Drosselbeere

■ VERWENDETER TEIL/INHALTSSTOFFE: Es werden in der Regel die vollreifen roten Früchte verwendet. Die Früchte

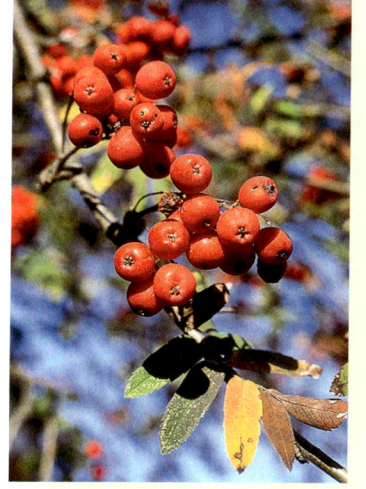

enthalten insbesondere viel Vitamin C, Gerbstoffe, Bitterstoffe, Parasorbinsäure und etwas ätherisches Öl. Auch die Blätter werden verwendet.

■ HEILWIRKUNG: Das Vitamin C stärkt die Abwehrkräfte und das Immunsystem des Organismus. Die Gerb- und Bitterstoffe sowie das ätherische Öl regen den Appetit an.

■ ANWENDUNGSFORM: Aus frischen Vogelbeeren lässt sich ein Aufstrich bzw. Mus herstellen. Ebereschebeerenmus kann sowohl pur vom Löffel oder aufs Brot gestrichen gegessen werden. Der regelmäßige Verzehr stärkt die Abwehrkräfte und regt die Magensaftproduktion an. Aus den getrockneten Vogelbeeren lässt sich ein Tee zubereiten, er soll gegen Appetitlosigkeit, Durchfall und Magenverstimmungen helfen. Ein Aufguss der Blätter hilft bei Heiserkeit und soll die Stimme stärken.

TEE:

1 Teelöffel getrocknete Ebereschebeeren im Mörser zerstoßen. Die Früchte mit 1 Tasse Wasser übergießen. Etwa 10 Minuten ziehen lassen und abseihen. Bei Bedarf 1 bis 2 Tassen täglich trinken.

AUFGUSS:

30 g Blätter in 1 Liter kochendes Wasser geben, 10 Minuten ziehen lassen. Täglich 3 Tassen trinken.

AUFSTRICH:

800 g Ebereschebeeren von den Rispen zupfen und im Tiefkühlschrank oder -truhe über Nacht durchfrosten. Die Ebereschebeeren mit 1/2 Liter Wasser weich kochen, so dass die Beeren platzen. Dann das Ganze durch ein Sieb streichen. Das Mus in einem Topf auffangen und mit 750 g Gelierzucker unter Rühren zum Kochen bringen. Mit dem Saft von 2 Orangen abschmecken und in sterile Marmeladengläser füllen, diese verschließen. Die Marmelade hält 1 Jahr. Falls Sie den Aufstrich vom Löffel essen wollen, verwenden Sie normalen Zucker.

WICHTIGER HINWEIS

Es ist die Meinung verbreitet, dass Eberesche giftig sei. In großen Mengen roh genossen löst die Parasorbinsäure Übelkeit und Erbrechen aus. Richtig vergiften kann man sich von der bitter schmeckenden Beere jedoch nur schwer.

Edelkastanie

Castanea sativa

▬ SYNONYME: Esskastanie, Marone

▬ VERWENDETER TEIL/INHALTSSTOFFE: Es werden als Arzneimittel die länglichen, lanzettartigen Blätter verwendet. Die getrockneten Blätter enthalten Gerbstoffe und Flavonoide.

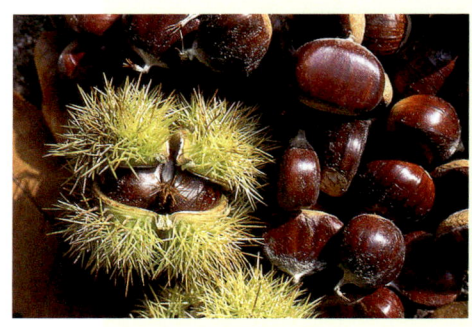

▬ HEILWIRKUNG: Auch wenn es sich bis heute nicht wissenschaftlich begründen lässt, werden die Blätter als Heilmittel gegen Erkrankungen der oberen Atemwege, Bronchitis, Keuchhusten, Asthma und Entzündungen im Rachenraum verwendet.

▬ ANWENDUNGSFORM: Aus den getrockneten Blättern wird ein Tee hergestellt, von dem 2 bis 3 Tassen täglich getrunken werden sollten, um eine Bronchitis, einen Keuchhusten oder Asthma erfolgreich zu behandeln. Erkaltet wird der Tee zum Gurgeln bei Entzündungen des Rachenraums verwendet.

TEE:

1 Teelöffel getrocknete, zerkleinerte Edelkastanienblätter mit 1 Tasse kaltem Wasser übergießen, kurz aufkochen lassen und nach 3 Minuten abseihen. Bei Bedarf 2 bis 3 Tassen täglich trinken. Erkaltet oder lauwarm mehrmals täglich zum Gurgeln verwenden.

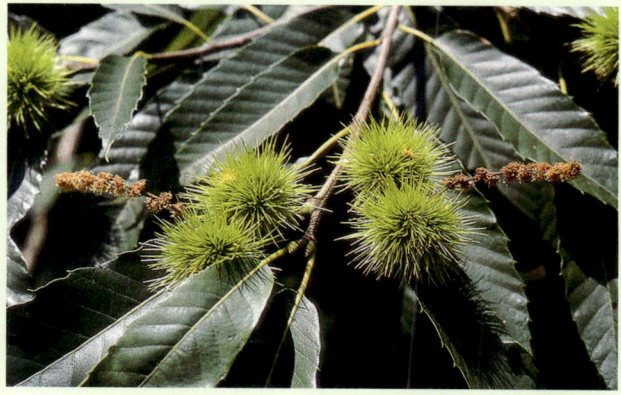

WICHTIGER HINWEIS

Verwechseln Sie die Esskastanie nicht mit der Rosskastanie. Sie ist ebenfalls ein Hausmittel. Jedoch hat sie eine andere Heilwirkung, und es werden auch die Kastanien verwandt.

Efeu

Hedera helix

SYNONYM: Eppig

VERWENDETER TEIL/INHALTSSTOFFE: Es werden als Arzneimittel die Blätter und die Krautspitzen mit Blüten verwendet. Die getrockneten Blätter enthalten Saponine und Flavonoide.

> WICHTIGER HINWEIS
>
> Mehr als 2 Tassen Efeutee und mehr als 1 Esslöffel Efeu-Veilchen-Schnaps sollte am Tag nicht eingenommen werden, denn in höheren Mengen sind Saponine giftig und können zu unerwünschten Reizungen der Schleimhäute und Haut führen.

HEILWIRKUNG: Die Saponine wirken entzündungshemmend, sekretverflüssigend und auswurffördernd sowie äußerlich angewandt fungizid. Sie reizen Haut und Schleimhaut. Die Flavonoide sind sekret- und krampflösend.

ANWENDUNGSFORM: Aus den getrockneten Blättern wird ein Tee hergestellt, von dem maximal 2 Tassen täglich getrunken werden sollten. Es kann mit diesem Tee Husten wie auch Keuchhusten behandelt werden. Auch ein Efeuschnaps soll Abhilfe schaffen. Ein Fußbad soll helfen, den lästigen Fußpilz los zu werden, und das Massieren der Kopfhaut mit dem Sud kann die Schuppenbildung verhindern. Bei Bindegewebsschwäche und Cellulite soll das regelmäßige Massieren der Problemzonen mit Efeuöl erfolgreich sein.

TEE:

1 Teelöffel getrocknete, zerkleinerte Efeublätter mit 1 Tasse kochend heißem Wasser übergießen, etwa 10 Minuten ziehen lassen und dann abseihen. Mit Honig süßen.

EFEU-VEILCHEN-SCHNAPS:

20 g frische Efeublätter und 20 g Veilchenblüten grob hacken. Beides in eine verschließbare Flasche geben und mit 0,7 Liter Korn oder Wodka auffüllen. Den Ansatz 4 Wochen lang täglich schütteln, abseihen und in eine andere Flasche umfüllen. Täglich 1/2 Teelöffel einnehmen.

AUFGUSS/FUSSBAD:

2 Esslöffel getrocknete, zerkleinerte Efeublätter oder auch frische zerschnittene Blätter mit 1 Liter kochend heißem Wasser übergießen, erkalten lassen, abseihen und damit die Kopfhaut massieren. Auf ein Fußbad von 5 Litern Wasser etwa 1 Liter von dem Aufguss geben und darin die Füße 10 bis 15 Minuten baden.

MASSAGEÖL:

1 Hand voll frische Efeublätter und 1 Zweig Rosmarin grob hacken, in ein Schraubglas geben und mit 1/4 Liter Olivenöl übergießen. Etwa 2 Wochen an einem warmen Ort ziehen lassen, abseihen und Blätterreste gut ausdrücken. Das Efeumassageöl in eine dunkle Flasche füllen und regelmäßig damit die Problemzonen massieren.

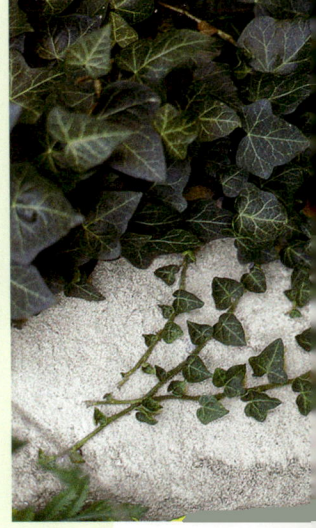

Eibisch

Althaea officinalis

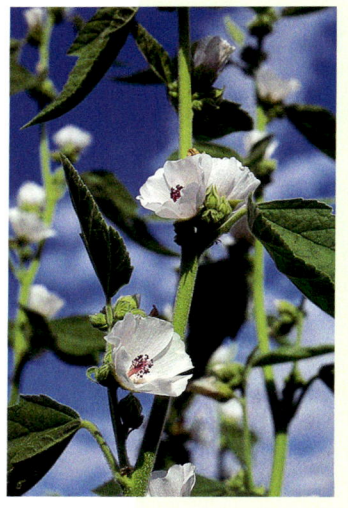

■ SYNONYME: Weiße Malve, Schleimwurzel

■ VERWENDETER TEIL/INHALTSSTOFFE: Es werden die Wurzel sowie junge Blüten und Blätter verwendet. Die Wurzel enhält in erster Linie Schleimstoffe, die Blätter und Blüten enthalten ätherisches Öl und Schleimstoffe in geringerer Dosis.

■ HEILWIRKUNG: Die Schleimstoffe wirken bei Entzündungen der Schleimhäute, der Atemwege und des Magen-Darm-Traktes reizlindernd und lockern das verhärtete Gewebe bei Furunkeln auf der Haut.

■ ANWENDUNGSFORM: Eibischwurzeltee wird bei Magen- und Darmbeschwerden sowie bei Durchfall empfohlen. Auch das Gurgeln mit diesem Tee lässt Entzündungen im Mund-Rachen-Raum sowie am Zahnfleisch besser abklingen. Aus den Blüten und Blättern lässt sich ebenfalls ein Tee zubereiten, der mit Honig gesüßt chronischen Husten lindert. Auch bei Furunkeln wird ein heißer Umschlag mit Eibischbrei empfohlen. Er fördert das Reifen der Furunkel und schafft somit eine schnellere Abhilfe.

TEE AUS DER WURZEL:

1 Teelöffel zerkleinerte, getrocknete Eibischwurzel mit 1 Tasse kaltem Wasser übergießen, unter gelegentlichen Umrühren 30 Minuten ziehen lassen und abseihen. Den Tee auf Trinktemperatur erwärmen, dabei auf keinen Fall kochen lassen, und in kleinen Schlucken trinken. Kalt oder lauwarm zum Gurgeln verwenden.

TEE AUS BLÜTEN UND BLÄTTERN:

1 Teelöffel zerkleinerte, getrocknete Eibischblüten und -blätter mit 1 Tasse kochend heißem Wasser übergießen, etwa 10 Minuten ziehen lassen und abseihen. Bei Husten mit Honig oder Birnendicksaft gesüßt trinken.

UMSCHLAG:

Ein Mulltuch mit dem Wurzeltee tränken oder einen Brei herstellen und diesen auf das Tuch auftragen. Dafür 5 Esslöffel der zerkleinerten, getrockneten Eibischwurzel mit 1 Tasse kaltem Wasser übergießen und das Ganze l30 Minuten quellen lassen. Danach den Brei unter Rühren erwärmen und auf den Umschlag streichen. Diesen auf die Haut legen und eventuell noch mit einem dickeren Handtuch umwickeln, damit die Hitze nicht so schnell verloren geht.

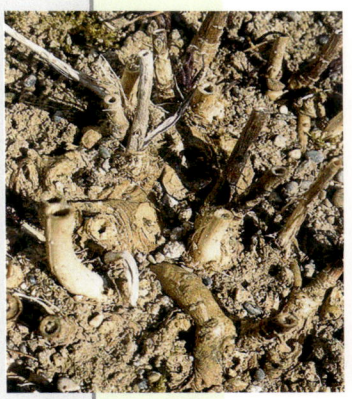

TIPP

Keuchhusten und chronische Bronchitis bei Kleinkindern: Stellen Sie einen doppelt konzentrierten Tee aus der Eibischwurzel her und träufeln Sie jeweils 1 Teelöffel auf 1 Stück Würfelzucker. Davon können zwischen 3 bis 5 am Tag eingenommen werden. Den Tee maximal 3 Tage in einem sterilen Glas maximal 3 Tage im Kühlschrank aufbewahren.

Eiche

Quercus robur

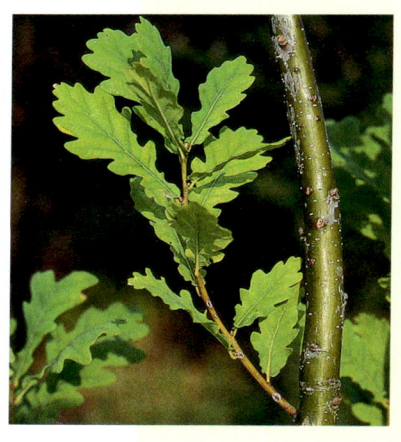

▬ SYNONYME: Ferkeleiche, Fraueneiche

▬ VERWENDETER TEIL/INHALTSSTOFFE: Es wird die Rinde von jungen Trieben verwendet. Der Gerbstoffgehalt der jungen Rinde liegt zwischen 7 und 20 Prozent. Er ist der Hauptwirkstoff.

▬ HEILWIRKUNG: Die Gerbstoffe haben eine zusammenziehende und damit entzündungshemmende Wirkung. Ferner wirken die Gerbstoffe stopfend und sind daher bei Durchfall geeignet.

▬ ANWENDUNGSFORM: Der Tee wird bei Entzündungen des Darms und auch bei Durchfall empfohlen. Als Gurgellösung eignet sich die Eichenrinde bei Entzündungen im Mund- und Rachenraum. Eine Tamponade mit der lauwarmen Lösung getränkt kann in die Nasenlöcher eingeführt werden und Nasenbluten stillen. Ein Sitzbad aus Eichenrinde hilft gegen Hämorrhoiden, Hautausschlag und Vaginal- und Afterinfekten. Mit Eichenrindenpulver lässt sich Fußschweiß regulieren.

Tee:

1 Teelöffel zerkleinerte, getrocknete Eichenrinde mit 1 Tasse kochend heißem Wasser übergießen, etwa 10 Minuten ziehen lassen und abseihen.

Gurgellösung:

3 Esslöffel zerkleinerte, getrocknete Eichenrinde in 1/2 Liter Wasser etwa 15 Minuten köcheln lassen und abseihen. 3 bis 4-mal täglich damit gurgeln.

Tamponade für die Nase:

Einen Wattebausch mit der noch lauwarmen Gurgellösung tränken und in das betroffene Nasenloch einführen. Nach etwa 15 Minuten entfernen.

Sitzbad:

3 Esslöffel zerkleinerte, getrocknete Eichenrinde in 1 Liter Wasser etwa 15 Minuten köcheln lassen und abseihen. Diesen Sud zum Sitzbad geben und darin etwa 10 Minuten baden. Täglich morgens und abends anwenden.

Pulver bei Schweissfüssen:

40 g Tonerde mit 20 g pulverisierter Eichenrinde, 30 g pulverisierten Thymianblättern und 20 g pulverisierter Veilchenwurzel vermischen und in einem gut verschließbaren Gefäß aufbewahren. Morgens vor dem Anziehen der Socken und Strümpfe die Füße einpudern.

Eisenkraut

Verbena officinalis

■■■ SYNONYME: Druidenkraut, Eisenhart

■■■ VERWENDETER TEIL/INHALTSSTOFFE: Es wird der oberirdische Teil der Pflanze verwendet. Bei den Wirkstoffen handelt es sich um Verbenalin, ätherisches Öl, Gerbstoffe, Kieselsäure sowie Bitter- und Schleimstoffe.

■■■ HEILWIRKUNG: Die Gerb-, Bitter- und Schleimstoffe sollen bei Magen-Darm-Beschwerden und Husten Abhilfe schaffen. Äußerlich angewandt sollen die Inhaltsstoffe die Schmerzen eines Hexenschusses lindern können.

■■■ ANWENDUNGSFORM: Der Tee wird bei leichten Magenproblemen, Durchfall und Appetitlosigkeit empfohlen. Auch bei Erkältungen kann das Trinken und Gurgeln mit dem Tee Halsschmerzen und Husten lindern. Ein Breiumschlag mit frischem Eisenkraut soll die Schmerzen bei einem Hexenschuss reduzieren.

WICHTIGER HINWEIS

Verwechseln Sie Eisenkraut nicht mit der schmackhaften Verbene, die in der französischen Schweiz und in Frankreich sehr beliebt ist. Die beiden Pflanzen sind zwar miteinander verwandt, jedoch enthält Verbene vor allem ätherische Öle. Dem leicht nach Zitronen schmeckenden Verbenen-Tee wird eine entwässernde Wirkung zugeschrieben.

TEE:

1 gehäufter Teelöffel zerkleinertes, getrocknetes Eisenkraut mit 1 Tasse kochend heißem Wasser übergießen, etwa 5 Minuten ziehen lassen und abseihen.

BREIUMSCHLAG:

1 Bund frisches Eisenkraut grob hacken und mit 1 Tasse Essig aufkochen. Haferflocken unterrühren, so dass ein Brei entsteht, und diesen zwischen zwei Tücher streichen. Diese auf den Lendenbereich legen und zusätzlich mit einer Wolldecke den Körper zudecken. Den Brei-umschlag 10 bis 15 Minuten ein-wirken lassen.

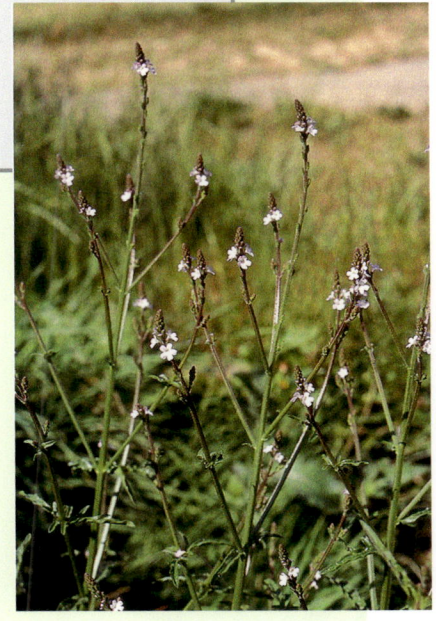

Enzian

Gentiana lutea

SYNONYME: Gelber Enzian, Bitterwurz, Sauwurz

VERWENDETER TEIL/INHALTSSTOFFE: Es wird die Wurzel des Gelben Enzians verwendet. Die Hauptwirkstoffe sind Bitterstoffe, vor allem Gentiopikrin, aber auch Gerbstoffe und ätherisches Öl.

HEILWIRKUNG: Die Bitterstoffe wirken als Magentonikum und helfen allgemein bei Magen-, Darm-, Leber- und Gallenbeschwerden.

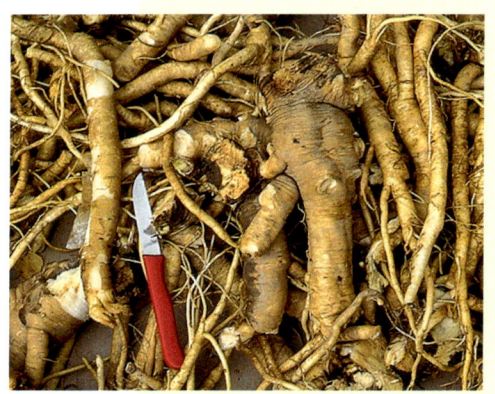

ANWENDUNGSFORM: Der Tee fördert die Produktion von Gallenflüssigkeit, Magensaft und stärkt damit den Appetit. Er verhindert Blähungen und hat einen positiven Einfluss auf die Mundschleimhäute. Der Tee bringt den Kreislauf in Schwung. In Kombination mit anderen Kräutern soll die Wurzel des Gelben Enzians auch nervöses Magenleiden beheben.

TEE:

1 Teelöffel zerschnittene, getrocknete Gelbe Enzianwurzel mit 1 Tasse kochend heißem Wasser übergießen, etwa 5 Minuten ziehen lassen und abseihen. Vor dem Essen trinken. Achtung: Er ist sehr bitter!

TEEMISCHUNG:

1/2 Teelöffel zerschnittene, getrocknete Gelbe Enzianwurzel, 1/2 Teelöffel zerbröselte Zimtrinde, 1 Teelöffel Pomeranzenschalen und 1/2 Teelöffel Tausendgüldenkraut mit 1/4 Liter kochend heißem Wasser übergießen, etwa 5 Minuten ziehen lassen und abseihen.

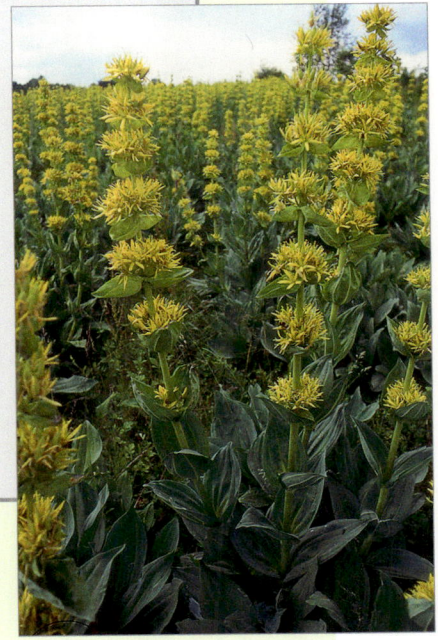

TINKTUR:

60 g Enzianwurzel 1 Woche in 50 ml 60%-igem Alkohol ziehen lassen; vor Genuss abseihen. Bei Appetitlosigkeit und Verdauungsschwäche 1 Esslöffel auf 1/2 Glas Wasser einnehmen. Zur allgemeinen Kräftigung 20 Tropfen auf Zucker einnehmen.

Erdbeere

Fragaria vesca

■ SYNONYM: Walderdbeere

■ VERWENDETER TEIL/INHALTSSTOFFE: Es werden in der Regel die Blätter, Früchte und gelegentlich die Wurzeln der Pflanze verwendet. Bei den Wirkstoffen handelt es sich bei den Blättern und Wurzeln in erster Linie um Gerbstoffe. Die Früchte sind reich an Vitamin C.

■ HEILWIRKUNG: Die Gerbstoffe sollen bei Magen-Darm-Beschwerden und Durchfällen sowie bei entzündeten Schleimhäuten helfen. Das Vitamin C stärkt die Abwehrkräfte des Körpers.

WICHTIGER HINWEIS

Empfindliche Menschen reagieren nach dem Verzehr oder der äußerlichen Anwendung von Erdbeeren mit juckendem Ausschlag.
Auch die Gartenerdbeere ist reich an Vitamin C. Jedoch sollte man deren Blätter nur dann pflücken und trocknen, wenn man seine Erdbeeren nicht spritzt. Als Heilmittel gilt aber streng genommen nur die Walderdbeere.

■ ANWENDUNGSFORM: Der Tee wird bei leichten Magenproblemen und Durchfall empfohlen. Auch bei entzündeten Schleimhäuten im Mund- und Rachenraum kann das Trinken und Gurgeln mit dem Tee die Schmerzen lindern. Das tägliche Essen einer Portion Erdbeeren in der Sommerzeit stärkt die Abwehrkräfte.

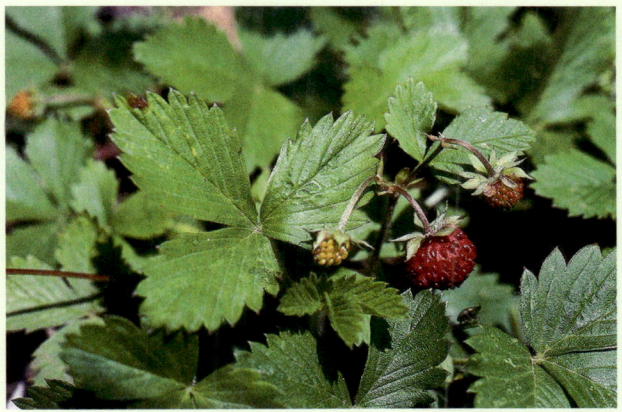

TEE:

1 gehäufter Teelöffel zerkleinerte, getrocknete Erdbeerblät-
ter mit 1 Tasse kochend heißem Wasser übergießen, etwa
15 Minuten ziehen lassen und abseihen. In kleinen
Schlucken trinken bzw. mit dem lauwarmen Tee gurgeln.
Dreimal täglich anwenden. Stellt man den Tee aus der
Wurzel her, so braucht man nur die Hälfte an Wurzelpul-
ver.

GESICHTSWASSER/MASKE:

Erdbeeren einfach frisch pressen und den Saft auf die Haut
auftragen, zum Beispiel nach einem Sonnenbrand. Eine
cremige Maske aus Erdbeeren, etwas Sahne und Honig
glättet spröde, trockene Haut.

Erdrauch
Fumaria officinalis

■■■ SYNONYME: Erdgalle, Krätzekraut, Taubenkropf

■■■ VERWENDETER TEIL/INHALTSSTOFFE: Es wird der oberirdische Teil der Pflanze verwendet. Bei den Wirkstoffen handelt es sich in erster Linie um Fumarsäure und um Bitterstoffe.

■■■ HEILWIRKUNG: Die Fumarsäure reguliert den Gallenfluss und den Hautstoffwechsel, daher wird das Kraut auch bei Schuppenflechte empfohlen. Die Bitterstoffe sollen sowohl eine harntreibende Wirkung haben als auch bei Verstopfung helfen.

■■■ ANWENDUNGSFORM: Ein Tee aus Erdrauch reguliert den Gallenfluss und kann somit auch kleine Gallensteine ausschwemmen. Auch bei Juckreiz und Krätze sowie bei Schuppenflechte, die auf eine Fumarintherapie anspricht, kann der Tee Linderung verschaffen. Probleme beim Wasserlassen sowie Verstopfungen, die höchstwahrscheinlich krampfbedingt sind, lassen sich durch das Trinken von Erdrauchtee beheben.

WICHTIGER HINWEIS

Mehr als 3 Tassen Erdrauchtee sollten am Tag nicht getrunken werden. In höheren Dosen kann Erdrauch Bauchschmerzen verursachen.

TEE:

1 Teelöffel zerkleinerten, getrockneten Erdrauch mit 1 Tasse kochend heißem Wasser übergießen, etwa 10 Minuten ziehen lassen und abseihen. Mit Honig oder Birnendicksaft süßen, da er sehr bitter schmeckt. Alternativ können Sie ihn auch erkalten lassen und als Schorle 1:1 mit Apfelsaft oder anderen süßen Fruchtsäften verdünnen.

TEEMISCHUNG BEI HAUTERKRANKUNGEN:

1/2 Teelöffel zerkleinerten, getrockneten Erdrauch mit 1/2 Teelöffel Ringelblumenblüten mischen. Die Teemischung mit 1 Tasse kochend heißem Wasser übergießen, etwa 10 Minuten ziehen lassen und abseihen. Dieser Tee ist dann nicht ganz so bitter und wirkt ähnlich gut.

TEEMISCHUNG BEI INNERER ERKRANKUNG:

Zu gleichen Teilen Erdrauch, Birke, Brennnessel und Melisse mischen. 1 Teelöffel dieser Teemischung mit 1 Tasse kochend heißem Wasser übergießen, etwa 10 Minuten ziehen lassen und abseihen. Auch diese Teemischung ist im Geschmack angenehmer und motiviert zum regelmäßigen Trinken.

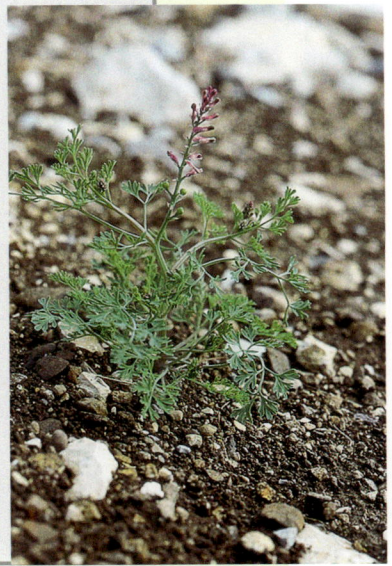

Esche

Fraxinus excelsior

▬ SYNONYM: Wundbaum

▬ VERWENDETER TEIL/INHALTSSTOFFE: Es werden die schmalen lanzettförmigen Blätter ohne Mittelrippe als Arzneimittel verwendet. Die Wirkstoffe der Blätter sind in erster Linie Rutin und andere Flavonoide, Bitter- und Gerbstoffe sowie Cumarine und ätherisches Öl.

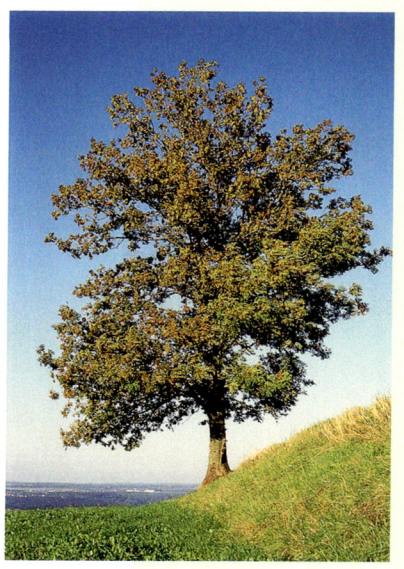

▬ HEILWIRKUNG: Die Inhaltsstoffe der Eschenblätter wirken leicht wassertreibend.

▬ ANWENDUNGSFORM: Eschentee regt die Nierentätigkeit an, ohne sie dabei zu reizen. Mit dem vermehrten Harndrang werden auch Abbauprodukte wie z.B. Harnsäure ausgeschieden. Daher wird der Tee auch bei Gicht und Rheuma empfohlen. Dem Tee wird nachgesagt, dass er eine blutreinigende Wirkung hat und als leichtes Abführmittel eingesetzt werden kann.

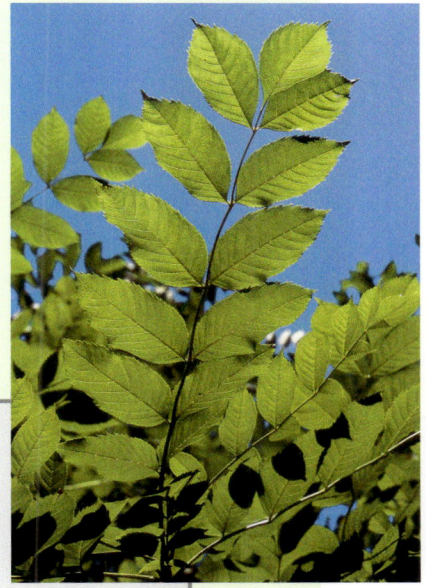

TIPP

Eschenblätter können Sie auch selbst sammeln. Die Blätter sollten Sie etwas welken lassen und dann mit einem Nudelholz leicht zerdrücken. Sie werden mit ein wenig Wasser besprenkelt und dann in einem Geschirrtuch zum Trocknen an einem warmen Ort aufgehängt.

TEE:

1 gehäufter Teelöffel getrocknete Eschenblätter mit 1 Tasse Wasser zum Kochen bringen, etwa 3 Minuten köcheln lassen und abseihen.

TRINKKUR:

Pro Tag 2 Tassen von dem Eschentee über einen Zeitraum von mindestens 14 Tagen trinken. Die Kur soll bei Rheuma und Gicht angewandt werden.

Essig

▬▬ SYNONYME: keine

▬▬ VERWENDETER TEIL/INHALTSSTOFFE: Beim Essig handelt es sich um vergorenen Alkohol. Er kann spontan entstehen. Wenn z.b. eine angebrochene Flasche Wein lange genug Luft bekommt, bauen die Essigsäurebakterien, die überall zu finden sind, den Alkohol zu Essigsäure um.

▬▬ HEILWIRKUNG: Essigsäure regt die Sekretion von Verdauungssäften an. Sie wirkt desinfizierend und hat eine kühlende Wirkung, da Essig schnell verdunstet und dabei Verdunstungskälte entstehen lässt.

▬▬ ANWENDUNGSFORM: Essig regt die Produktion von Verdauungssäften an und verhindert damit Völlegefühl und Blähungen. Das Gurgeln mit Essigwasser soll die Mund-Rachen-Schleimhaut schützen, denn zum einen wirkt es desinfizierend und zum anderen regt die Säure des Essigs den Speichelfluss an, der ebenfalls den Aufbau der natürlichen Besiedlung der Mundschleimhaut fördert. Essigtrinkkuren werden auch bei Erkältungen mit starker Verschleimung empfohlen, da der Essig den festsitzenden Schleim besonders gut löst. Essig wird aber auch äußerlich angewandt. Ein Abtupfen von Insektenstichen mit Essig lindert den Schmerz und reduziert die Schwellung, Essigbrot kann beim Entfernen von Hühneraugen helfen.

ESSIGMILCH BEI VERSTOPFUNG:

2 Esslöffel Apfelessig mit 2 Esslöffeln Wasser vermengen. Diese Mischung in ein hal-
bes Glas Milch geben und morgens auf
nüchternen Magen trinken.

ESSIGBROT:

1 Scheibe Weißbrot mit Essig tränken.
Den Brei auf die Hühneraugen streichen
und mit einer Mullbinde bedecken. Am
besten einen Socken darüber ziehen und
abends damit ins Bett gehen. Diesen Vorgang etwa 1 Woche wiederholen, dann
lässt sich das Hühnerauge mühelos entfernen.

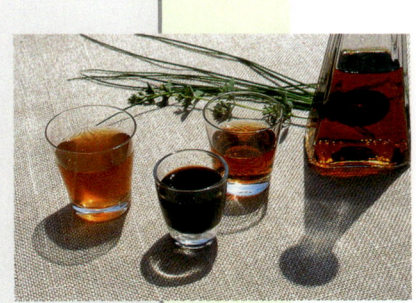

FUSSBAD BEI SCHWEISSFÜSSEN:

3 Esslöffel Rosmarinnadeln mit 3 Esslöffeln Ringelblumenblüten mischen. Diese
mit 1 Tasse kochend heißen Wasser überbrühen und den Sud kalt werden lassen
und abseihen. Den Sud mit 3 Esslöffeln
Essig mischen. Diese Mischung in ein kal-
tes Fußbad geben und darin die Füße
regelmäßig 10 bis 15 Minuten baden.
Danach die Füße eincremen und mit Woll-
socken wärmen.

WICHTIGER HINWEIS

Manchmal wird auch die Verwendung von Essigessenz empfohlen.
Dabei handelt es sich um eine mehrfach konzentrierte Essigsäurelösung,
die nicht natürlich hergestellt wurde.
Aufgrund ihres hohen Säuregehaltes
muss sie stark verdünnt werden.
Man sollte auf sie möglichst verzichten. Vergisst man das Verdünnen, kann sie zu Verätzungen führen.

Fenchel

Foeniculum vulgare

■ SYNONYME: Brotanis, Brotsamen, Langer Anis

■ VERWENDETER TEIL/INHALTSSTOFFE: Es werden die Früchte des Fenchels als Arzneimittel verwendet. Die Wirkstoffe des Fenchels sind ätherische Öle, wobei das süßlich schmeckende trans-Anethol und das nach Kampfer schmeckende Fenchon wirkungsbestimmend sind.

■ HEILWIRKUNG: Die ätherischen Öle sind auswurffördernd bei verschleimten Bronchien, lösen Krämpfe und regen damit den Appetit an, helfen bei Blähungen und regen die Milchproduktion bei Stillenden an.

■ ANWENDUNGSFORM: Fencheltee kann schon bei Säuglingen eingesetzt werden und wirkt sehr gut, aber auch Kleinkindern und Erwachsenen ist dieser Tee zu empfehlen. Bei Keuchhusten, Bronchitis und anderen Erkrankungen der oberen Atemwege wirkt er schleimlösend. Er hilft gegen Blähungen und bei Säuglingen auch bei Erbrechen. Er wirkt krampflösend im Bereich des Oberbauches wie auch im Unterleib, so dass es sich lohnt, ihn auch bei Menstruationsbeschwerden auszuprobieren. Stillende, die eine mangelnde Milchproduktion haben, können durch das regelmäßige Trinken von Fencheltee den Milchfluss steigern.

> **TIPP**
>
> Auch Fenchelgemüse unterstützt die Milchsekretion und hilft gegen Blähungen.

TEE:

1 Teelöffel Früchte im Mörser zerquetschen, mit 1 Tasse kochend heißem Wasser übergießen, etwa 10 Minuten ziehen lassen, dann abseihen. Bei Erkältung mit Honig süßen. Säuglingen etwa 3 bis 5 Teelöffel ungesüßten Fencheltee vor dem Stillen einflößen.

MILCH:

1 Tasse Milch aufkochen. Die Früchte im Mörser zerquetschen und mit der warmen Milch übergießen. 10 Minuten ziehen lassen, dann durch ein Sieb geben. Je nach Geschmack mit Honig süßen.

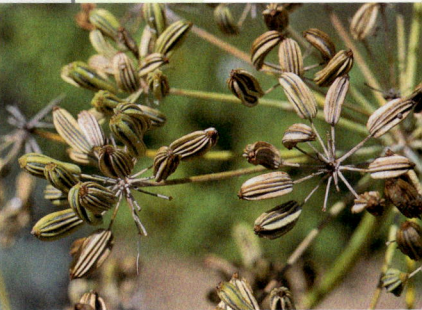

SIRUP:

3 Teelöffel Fenchelfrüchte im Mörser zerquetschen mit 1/4 Liter Wasser etwa 5 Minuten kochen, abseihen und mit 100 g Rohrzucker zu einem Sirup kochen. Bei Husten und Bronchitis 6 Esslöffel am Tag einnehmen.

WEIN:

2 Teelöffel Fenchelfrüchte mit 2 Teelöffeln Andornkraut und 1 Teelöffel Sonnenhut zerquetschen. 1 Teelöffel der Kräutermischung mit 1 Tasse Weißwein aufkochen. 3 bis 5 Minuten ziehen lassen und abseihen. Je nach Geschmack mit Honig süßen und heiß trinken, danach mindestens 1 Stunde im Bett ruhen. Hilft bei Bronchitis.

Fichte

Picea abies

▬ SYNONYM: Rottanne

WICHTIGER HINWEIS

Auf Fichtennadeltee sollten Sie verzichten! In überhöhter Dosis reizt er die Schleimhäute zu stark. Fichtennadelöl nicht anwenden bei Bronchialasthma und Keuchhusten.

▬ VERWENDETER TEIL/INHALTSSTOFFE: Es werden die jungen Triebe und Knospen als Arzneimittel verwendet. Der Wirkstoff der Fichtennadeln ist vor allem das Terpentinöl.

▬ HEILWIRKUNG: Das Terpentinöl wirkt krampf- und schleimlösend auf die Bronchien. Auf der Haut aufgetragen, fördert es die Durchblutung des Bindegewebes und der darunter liegenden Muskelpartien.

▬ ANWENDUNGSFORM: Fichtennadelbäder sowie auch -dampfbäder helfen über die Inhalation bei Erkältung, Husten und Bronchitis. Das Baden fördert die Durchblutung, wirkt schweißtreibend und lindert Verspannungsschmerzen. Das Einreiben mit Fichtentinktur auf dem Brustkorb löst den Schleim auf den Bronchien, und das Einmassieren der Tinktur auf verhärtete Muskelpartien löst die Verspannung.

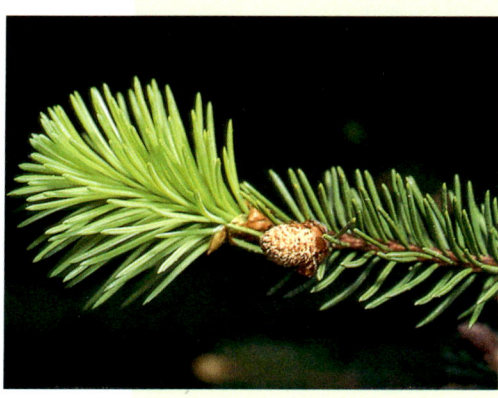

VOLLBAD:

2 Hand voll frische Fichtennadeln in ein Mulltuch wickeln und ins Badewasser hängen. Natürlich können Sie auch einen Fichtennadelextrakt aus dem Drogeriemarkt oder der Apotheke verwenden. Die Dosierung entnehmen Sie dem Beipackzettel.

DAMPFBAD:

3 Esslöffel frische Fichtennadeln mit heißem Wasser übergießen, unter dem Handtuch etwa 10 Minuten inhalieren.

TINKTUR:

3 Esslöffel frische Fichtensprossen und -nadeln mit 100 ml reinem Alkohol (aus der Apotheke) übergießen. Den Aufguss in einem gut verschließbaren Gefäß 10 Tage durchziehen lassen. Dann abseihen und den Alkohol 1:2 mit Wasser mischen und in einer gut verschließbaren, sterilen Flasche aufbewahren. Damit den Brustkorb bei verschleimten Bronchien oder Muskelpartien bei Verspannungen einreiben.

MASSAGEÖL:

3 Esslöffel frische Fichtensprossen und -nadeln mit 200 ml Olivenöl übergießen. Das Öl in einem gut verschließbaren Gefäß 4 Wochen durchziehen lassen. Dann abseihen und in einer verschließbaren Flasche aufbewahren. Damit verspannte Muskelpartien massieren.

Frauenmantel

Alchemilla vulgaris

■ Synonyme: Frauenhilf, Taukraut

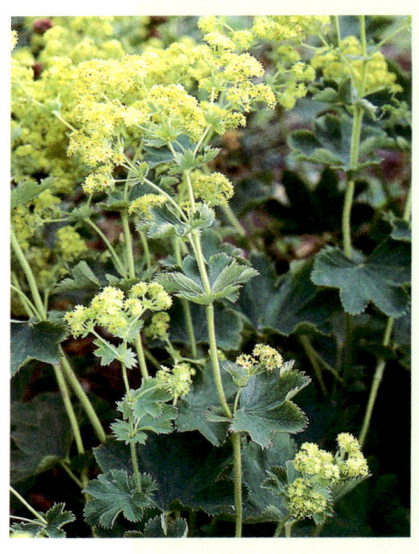

■ Verwendeter Teil/ Inhalts-stoffe: Es wird der oberirdische Teil der Pflanze als Arzneimittel verwendet. Die Wirkstoffe des Frauenmantels sind in erster Linie Gerbstoffe und Flavonoide.

■ Heilwirkung: Die Gerbstoffe hemmen das Wachstum bestimmter Bakterien, wirken gegen Durchfall und sind ein bewährtes Mittel zur Hautstraffung. Die Flavonoide haben eine kräftigende Wirkung auf den Uterus und helfen bei Anspannungsschmerzen.

■ Anwendungsform: Als Tee wirkt er bei Durchfall. Regelmäßig getrunken hat er eine reinigende Wirkung auf die Haut und wirkt gegen weißen Scheidenausfluss. Vor dem erwarteten Regeltermin getrunken, hilft der Tee gegen Menstruationsschmerzen. Auch bei Migräne und Spannungskopfschmerzen soll Frauenmanteltee wirken. Regelmäßige Sitzbäder in Frauenmantelaufguss sollen ebenfalls den lästigen Fluor beseitigen.

TEE:

2 Teelöffel getrocknete Frauenmantelblätter mit 1 Tasse kochend heißem Wasser übergießen, etwa 10 Minuten ziehen lassen und dann abseihen. Je nach Bedarf einmal oder regelmäßig trinken.

MIGRÄNE-TEE:

2 Teelöffel getrocknete Frauenmantelblätter mit 1 Teelöffel getrockneten Minzeblättern mischen. Die Teemischung mit kochend heißem Wasser übergießen, etwa 10 Minuten ziehen lassen und dann abseihen. Beim Heraufziehen einer Migräne trinken.

WICHTIGER HINWEIS

Vom Frauenmanteltee sollte man nicht mehr als 3 Tassen pro Tag trinken, da er in höheren Dosen zu einer Schädigung der Leber führen kann.

FRAUENTRUNK:

1 Teelöffel getrocknete Frauenmantelblätter mit 1 Teelöffel getrockneten Ringelblumenblättern und 1 Esslöffel Gänsefingerkraut mischen. Diese Kräutermischung mit 1/4 Liter Milch zum Kochen bringen, die Kräutermilch 5 Minuten ziehen lassen, dann abseihen. Die Milch mit Honig und Zimt abschmecken. Hilft bei Menstruationsbeschwerden.

SITZBAD:

4 Esslöffel getrocknete Frauenmantelblätter mit 1 Liter Wasser zum Kochen bringen, 10 Minuten ziehen lassen und dann abseihen. Den Sud zum Sitzbad geben und darin etwa 10 Minuten baden. Hilft bei Fluor albus.

Gänsefingerkraut

Potentilla anserina

■ SYNONYME: Gänserich, Krampfkraut, Silberkraut

■ VERWENDETER TEIL/INHALTSSTOFFE: Es wird der oberirdische Teil der Pflanze als Arzneimittel verwendet. Die Wirkstoffe des Gänsefingerkrautes sind vor allem Flavonoide und Gerbstoffe.

■ HEILWIRKUNG: Die Flavonoide haben eine krampflösende Wirkung. Die Gerbstoffe hemmen das Wachstum bestimmter Bakterien und wirken gegen Durchfall.

■ ANWENDUNGSFORM: Der Tee wirkt bei Durchfall. Regelmäßig vor der erwarteten Regelblutung getrunken, lindert

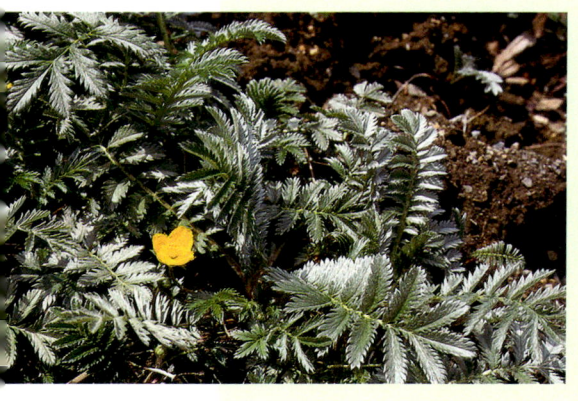

er krampfartige Unterleibsschmerzen. Auch bei den Dreimonatskoliken von Babys und Magen-Darm-Krämpfen sowie Blähungskoliken hilft ein Tee aus Gänsefingerkraut. Das Gurgeln mit dem Tee soll einen positiven Einfluss auf das Abheilen von Schleimhautentzündungen im Mund- und Rachenraum haben.

TEE:

1 Teelöffel getrocknetes Gänsefingerkraut mit 1 Tasse kochend heißem Wasser übergießen, etwa 10 Minuten ziehen lassen und dann abseihen. Je nach Bedarf einmal oder regelmäßig trinken. Erkaltet oder lauwarm eignet sich der Tee auch als Gurgellösung.

Säuglingen, die gestillt werden, etwa 3 Teelöffel ungesüßten Gänsefingertee vor dem Stillen einflößen. Flaschenkindern etwa 3 Esslöffel ungesüßten Gänsefingertee unter die Milch ins Fläschchen geben.

TEEMISCHUNG:

1 Teelöffel getrocknetes Gänsefingerkraut mit 1 Teelöffel getrockneter Melisse und 1 Esslöffel getrockneter Pfefferminze mischen. Die Teemischung mit 1 Tasse kochend heißem Wasser übergießen, etwa 10 Minuten ziehen lassen und dann abseihen. Dieser Tee ist weniger bitter und schmeckt besser als Gänsefingerkraut alleine.

WICHTIGER HINWEIS

Menschen, die unter einem Reizmagen leiden, sollten dieses Kraut vorsichtig testen. Bei einigen Patienten erhöht es die Empfindlichkeit.

MILCH:

2 Teelöffel getrocknetes Gänsefingerkraut mit 1/4 Liter Milch zum Kochen bringen, die Kräutermilch 5 Minuten ziehen lassen, dann abseihen. Die Milch mit Honig und Zimt abschmecken. Hilft bei Menstruationsbeschwerden.

Galgant

Alpinia officinarum

SYNONYME: Laos, Galangawurzel

VERWENDETER TEIL/INHALTSSTOFFE: Es wird der Wurzelstock des Galgant verwendet. Die Wirkstoffe sind Galangol, ätherisches Öl, Flavonderivate und Eugenol.

HEILWIRKUNG: Die Inhaltsstoffe des Galgants wirken bei schlechtem Gallenfluss, reduzierter Magensaftsekretion und bei Appetitlosigkeit.

ANWENDUNGSFORM: Galganttee fördert die Produktion von Gallenflüssigkeit, Magensaft und stärkt damit den Appetit. Ein Mus mit Galgantwurzel soll bei nervösen Herzleiden helfen.

> **WUSSTEN SIE ...**
>
> Galgant ist auch ein Küchengewürz. Es schmeckt ähnlich wie Ingwer und fördert die Verdauung von fettigen und schweren Speisen. Außerdem ist Galgant Bestandteil der Kräuterarznei »Schwedenbitter«.

TEE:

1 gehäufter Teelöffel getrocknete, zerschnittene Galgantwurzel mit 1 Tasse kochend heißem Wasser übergießen, etwa 5 Minuten ziehen lassen und abseihen. 2 bis 3 Tassen über den Tag verteilt trinken.

WICHTIGER HINWEIS

Galgant wirkt regeltreibend und kann eine frühzeitige Menstruation oder Fehlgeburt auslösen.

HONIG:

1 Teelöffel Galgantpulver mit 1 Teelöffel Majoranpulver und 1 Teelöffel Selleriesamenpulver mischen. 200 g Honig im Wasserbad erwärmen und die Kräutermischung unterrühren. 3-mal täglich über einen Zeitraum von 4 bis 6 Wochen jeweils 1/2 Teelöffel von dem Honig einnehmen.

Anstelle von getrocknetem Galgant können Sie auch 2 Esslöffel frisch gehackte Galgantwurzel verwenden.

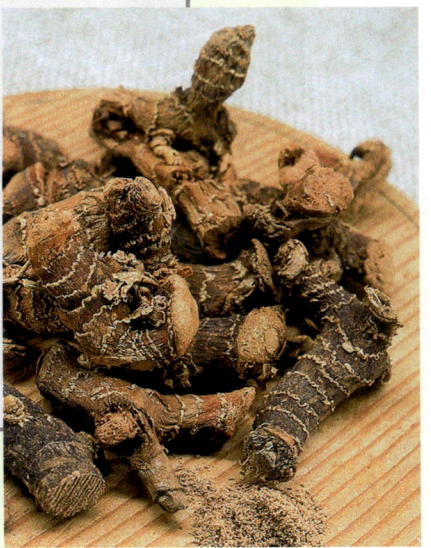

Gewürznelke

Syzygium aromaticum

■ SYNONYME: Nelke, Nägelein

■ VERWENDETER TEIL/INHALTSSTOFFE: Es werden die Blütenknospen des Nelkenbaums verwendet. Bei den Wirkstoffen handelt es sich vor allem um ätherische Öle und Gerbstoffe. Weitere Inhaltsstoffe sind Flavonoide, Stereole und fettes Öl.

■ HEILWIRKUNG: Die ätherischen Öle und Gerbstoffe wirken als Desinfektionsmittel im Mund- und Rachenraum sowie im Darm. Sie sollen insbesondere Zahnschmerzen lindern. Nelke gilt als anregendes Magenmittel, verschafft bei Mückenstichen Linderung und hält Insekten fern.

> **WICHTIGER HINWEIS**
>
> Die Dosis macht das Gift: Ein übermäßiger Genuss an Nelke reizt die Schleimhäute zu stark. Jedoch sagen Ihre Geschmacksknospen Ihnen, wo die Grenze liegt.

■ ANWENDUNGSFORM: Das Kauen von Gewürznelken soll bei Zahnschmerzen helfen, d. h. aber nicht, dass Sie den Zahnarztbesuch auslassen können. Sie können mit Nelke nur den Schmerz bis zum Termin lindern. Mückenstiche können mit Nelkenöl eingerieben werden, da es desinfiziert. Überhaupt kann man sich Insekten wie Mücken vom Leibe halten, wenn man sich mit Nelkenöl einreibt oder auch Nelken-Zitronen-Hälften aufstellt. Gewürznelkentee hilft gegen Blähungen, bei leichtem Durchfall und bei Appetitlosigkeit.

Tee:

1 Gewürznelke im Mörser zerstoßen, zusammen mit 1 Teelöffel schwarzem Tee in eine Tasse geben und mit kochend heißem Wasser übergießen, etwa 3 bis 5 Minuten ziehen lassen und abseihen. Jeweils 1 Tasse Tee vor oder nach den Mahlzeiten trinken.

Gespickte Zitronenhälfte:

Gewürznelken in das Fruchtfleisch einer frisch aufgeschnittenen Zitronenhälfte spicken. Ein wirksames Mittel gegen Mücken.

Öl:

Nelkenöl erhalten Sie in der Apotheke, im gut sortierten Drogeriemarkt oder Reformhaus. Dosierungshinweise beachten.

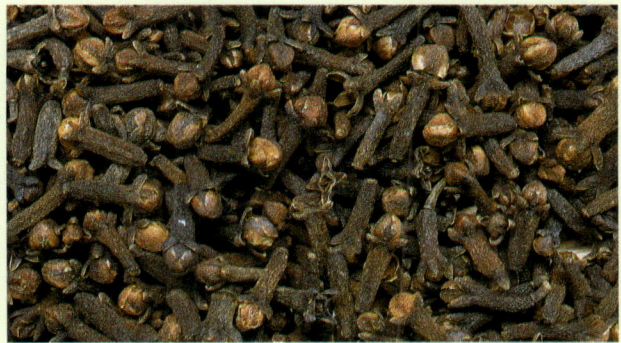

Hafer

Avena sativa

▬ SYNONYM: Hattel

▬ VERWENDETER TEIL/INHALTSSTOFFE: Es werden die entspelzten Früchte als Diätetikum und das noch grüne Stroh des Hafers als Arzneimittel verwendet. Die Wirkstoffe der Haferkörner sind ein hoher Anteil an essentiellen Aminosäuren, Vitaminen der B-Gruppe und Vitamin E sowie Eisen, Zink und Mangan. Das Haferstroh enthält vor allem Zink und Kieselsäure sowie Avenin.

▬ HEILWIRKUNG: Avenin besitzt beruhigende Eigenschaften. Kieselsäure und Zink unterstützen die Wundheilung. Die Aminosäuren sowie Vitamine und Spurenelemente des Korns kräftigen den geschwächten Organismus, ohne dabei vom Magen-Darm-Trakt schwere Verdauungsarbeit zu verlangen.

▬ ANWENDUNGSFORM: Haferschleim wird bei unruhigem Magen und als Aufbaukost nach Schwächezuständen empfohlen. Die Ballaststoffe der Haferflocken wie auch Haferkleie sollen das Cholesterin in Darm binden und somit den Blutcholesterinspiegel senken. Regelmäßiger Verzehr von Haferkleie hat eine stuhlregulierende Wirkung. Haferstrohtee wird bei Schlaflosigkeit, Nervosität und bei erhöhtem Harnsäurespiegel empfohlen. Ein Bad in Haferstrohsud oder Haferkleie sowie Umschläge soll bei Juckreiz, Schuppenflechte und offenen Beinen helfen.

Haferschleim/-brei/-milch:

3 Esslöffel Haferflocken mit 1/4 Liter Wasser oder Milch aufkochen. Eventuell süßen.

Babys, die älter als 6 Monate sind, und Kleinkinder, die schlecht essen oder aufgrund einer Erkältung wenig gegessen haben, können mit 1 Esslöffel Schmelzflocken unter die Milch gerührt eine wirkungsvolle Aufbaukost erhalten.

Tee:

2 Teelöffel klein gehäckseltes Haferstroh mit 1 Tasse kochend heißem Wasser übergießen. Etwa 10 Minuten ziehen lassen und dann abseihen. Vor dem Schlafengehen trinken.

Vollbad:

2 Hand voll klein gehäckseltes Haferstroh in 3 Liter Wasser etwa 20 Minuten köcheln lassen, dann abseihen. Den Sud zum Badewasser geben und darin etwa 15 Minuten baden. Zusätzlich kann noch Haferkleie eingestreut werden.

Umschläge:

1 Hand voll klein gehäckseltes Haferstroh in 1 Liter Wasser etwa 20 Minuten köcheln lassen, dann abseihen. Mit dem Sud ein Leinentuch tränken und damit schlecht heilende, aber geschlossene Wunden umwickeln.

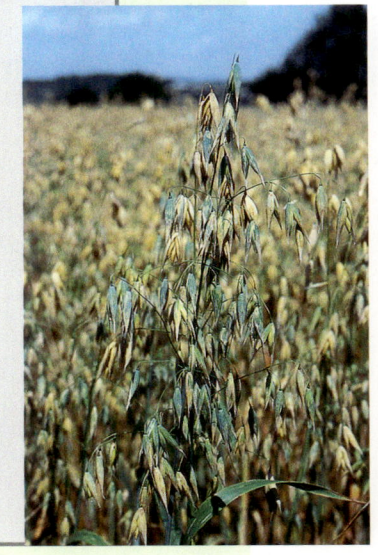

Hagebutte

Rosa corymbifera, Rosa canina

■ SYNONYME: Heckenrose, Hundsrose

■ VERWENDETER TEIL/INHALTSSTOFFE: Es werden die Früchte der Hagebutte verwendet. Die Wirkstoffe sind Vitamin C, Mineralstoffe und Flavonoide sowie Pektine.

■ HEILWIRKUNG: Das Vitamin C stärkt die Abwehrkräfte und die Wundheilung. Besonders bei Fieber benötigt der Körper größere Mengen von diesem Vitamin. Die Flavonoide wirken entzündungshemmend und antibiotisch. Die Pektine haben darmregulierende Eigenschaften.

■ ANWENDUNGSFORM: Hagebuttentee wird bei Erkältungskrankheiten empfohlen. Hagebuttensirup kann esslöffelweise in der erkältungsreichen Zeit insbesondere Kindern verabreicht werden. Der regelmäßige Verzehr von Hagebuttenmarmelade erhöht die Abwehrkräfte und kann somit Erkältungen verhindern.

WUSSTEN SIE ...

In der schwedischen Küche bereitet man aus Hagebutten eine leckere Suppe zu.

TEE:

2 Teelöffel getrocknete Hagebuttenfrüchte mit 1 Tasse kochend heißem Wasser übergießen. Etwa 10 Minuten ziehen lassen und dann abseihen. Nach Belieben mit Honig und Zitronensaft abschmecken. Soviel wie man mag, davon trinken.

SIRUP:

500 g Hagebuttenfrüchte waschen, halbieren und in 1/4 Liter Apfelsaft über Nacht quellen lassen. Die Mischung einmal aufkochen und dann durch ein Sieb streichen. Nach Belieben mit Honig oder Birnendicksaft süßen. Den Sirup in ein steriles, gut verschließbares Glas füllen. Im Kühlschrank aufbewahren und täglich 1 Esslöffel einnehmen.

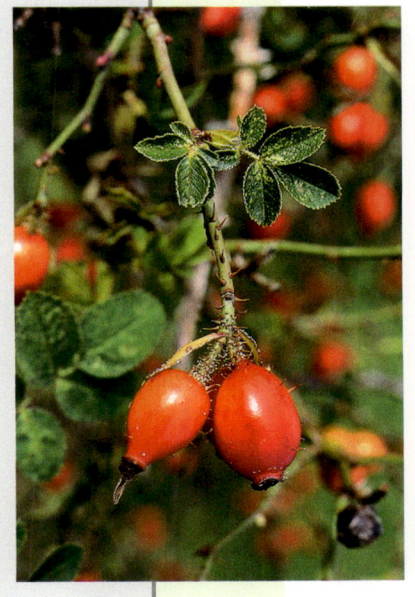

MARMELADE:

500 g Hagebuttenfrüchte waschen, halbieren und in 1/4 Liter Wasser über Nacht quellen lassen. Die Mischung einmal aufkochen und dann durch ein Sieb streichen. Das Fruchtmus mit 200 ml Sanddornsaft, den Saft von 1 Zitrone und 750 g Gelierzucker aufkochen. Die Marmelade in sterile Gläser füllen und täglich aufs Brot streichen oder unter den Joghurt rühren.

Himbeere

Rubus idaeus

▬ SYNONYM: Hohlbeere

▬ VERWENDETER TEIL/INHALTSSTOFFE: Es werden die Früchte und Blätter als Heilmittel verwendet. Die Früchte sind vor allem reich an Vitamin C, Kalium, Fruchtsäure und Tanninen. Die Blätter enthalten in erster Linie Gerbstoffe.

▬ HEILWIRKUNG: Das Vitamin C stärkt die Abwehrkräfte und fördert die Wundheilung. Ein Körper mit Fieber hat einen größeren Bedarf an Vitamin C. Die Tannine verhindern das Wachstum von krankmachenden Bakterien und sind in Kombination mit dem Kalium besonders wirkungsvoll bei Harnwegsinfekten. Die Gerbstoffe der Blätter haben eine zusammenziehende Wirkung auf die Blutgefäße und wirken leicht stopfend.

▬ ANWENDUNGSFORM: Himbeertee wird empfohlen bei Beschwerden des Magen-Darm-Traktes sowie zum Gurgeln bei Entzündungen im Mund-Rachen-Raum. Auch in den meisten Schwangerschaftsteemischungen sind Himbeerblätter enthalten. Sie unterstützen die Darmperistaltik und sollen die Muskulatur rund ums kleine Becken auflockern. Frische Himbeeren sowie Himbeersaft, -sirup und -marmelade werden auch als Hausmittel bei Fieber, schmerzhafter Regel und Harnwegsinfekten eingesetzt.

WUSSTEN SIE ...

Viele Schwangere berichten, dass das Trinken von Himbeertee die Eröffnungswehen weniger schmerzhaft und die Presswehen wirkungsvoller macht.

TEE:

1 Esslöffel getrocknete Himbeerblätter mit 1 Tasse kochend heißem Wasser übergießen. Etwa 10 Minuten ziehen lassen und abseihen. Nach Belieben mit Honig und Zitronensaft abschmecken. Soviel wie man mag, davon trinken. Ungesüßt ist dieser Tee lauwarm oder kalt auch als Gurgellösung geeignet.

SIRUP:

1 Liter Wasser mit 500 g Zucker aufkochen. 2 kg gereinigte Himbeeren zugeben und das Ganze etwa 5 Minuten kochen lassen. Den Sirup in Gläser geben oder zuerst durch

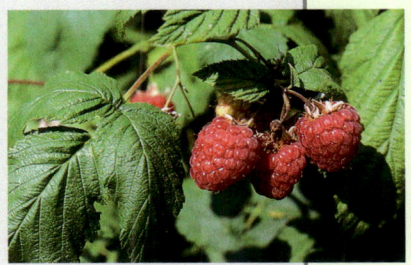

eine flotte Lotte geben und nur den Saft in sterile Gläser füllen. Gut verschlossen an einem dunklen und kühlen Ort lagern und bei Bedarf mehrmals täglich 1 Esslöffel davon einnehmen.

SAFT:

3 kg Himbeeren gründlich reinigen und in den Entsafter geben. Etwa 1 Stunde kochen lassen und dann mit 500 g Zucker, Honig oder Birnendicksaft süßen und in sterile Flaschen füllen. Diesen an einem dunklen Ort aufbewahren und bei Bedarf mehrmals täglich 1 Esslöffel einnehmen.

Hirtentäschelkraut

Capsella bursa pastoris

■■■ SYNONYME: Bauernsenf, Herzkraut, Löffeli

■■■ VERWENDETER TEIL/INHALTSSTOFFE: Es wird der oberirdische Teil der Pflanze verwendet. Die Wirkstoffe des Hirtentäschelkrauts sind Flavonoide, Kalium und ein Peptid, das blutstillend wirkt.

■■■ HEILWIRKUNG: Die Flavonoide haben eine kräftigende Wirkung auf den Uterus. Das blutstillende Peptid hilft bei starken Monatsblutungen sowie bei Nasenbluten. Kalium reguliert den Wasserhaushalt des Körpers.

■■■ ANWENDUNGSFORM: Hirtentäschelkrauttee wird bei starken Monatsblutungen empfohlen. Eine getränkte Tamponade kann auch Nasenbluten stillen. Das Kraut ist Bestandteil vieler Blutreinigungstees und soll auch auf das Herz eine regulierende Wirkung haben. Dies lässt sich durch den hohen Kaliumgehalt erklären. Das Herz ist ein Muskel und für seine Kontraktion braucht es Kalium.

TIPP

Junges Hirtentäschelkraut wird auch gerne fein gehackt unter einen frischen Frühlingssalat gemischt. Wenn Sie das Kraut selbst sammeln, sollten Sie darauf achten, dass es nicht an Wegrändern wächst, die von Hunden besucht werden oder in der Nähe von stark befahrenen Straßen liegen.

TEE:

2 Teelöffel getrocknetes Hirtentäschelkraut mit 1 Tasse kochend heißem Wasser übergießen. Etwa 10 Minuten ziehen lassen und dann abseihen. Während der Monatsblutung täglich 2 Tassen davon trinken.

TAMPONADE FÜR DIE NASE:

2 Esslöffel getrocknetes Hirtentäschelkraut mit 1 Tasse kochend heißem Wasser übergießen. Etwa 10 Minuten ziehen lassen und dann abseihen. Einen Wattebausch mit der noch lauwarmen Lösung tränken und in das betroffene Nasenloch einführen.
Nach etwa 15 Minuten entfernen.

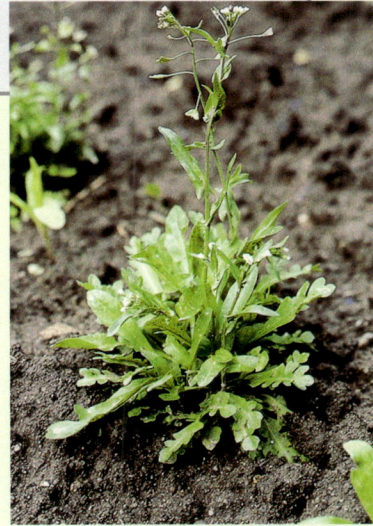

Holunder

Sambucus nigra

■■ SYNONYME: Holler, Holder, Flieder

■■ VERWENDETER TEIL/INHALTSSTOFFE: Es werden die Früchte und Blüten als Heilmittel verwendet. Die Früchte sind vor allem reich an Vitamin C, Kalium, Fruchtsäure. Die Wirkstoffe in den Blüten sind ätherische Öle, Glykoside, Flavonoide sowie Gerb- und Schleimstoffe.

WICHTIGER HINWEIS

Holunderbeeren sollten nicht roh gegessen werden. Unreife Früchte sind leicht giftig und lösen einen Brechreiz aus.

■■ HEILWIRKUNG: Das Vitamin C stärkt die Abwehrkräfte und die Wundheilung und wird bei Fieber vom Körper in größeren Mengen benötigt. Kalium reguliert den Wasserhaushalt des Körpers. Die Glykoside regen die Schweißproduktion an. Die Flavonoide wirken antibiotisch, schleimlösend und harntreibend.

■■ ANWENDUNGSFORM: Die Holunderblüten werden vielseitig eingesetzt. Bekannt ist Holunderblütentee als bewährtes Fiebermittel, da er schweißtreibend ist und die fiebersenkende Verdunstungskälte auf der Haut fördert. Eine Teekur soll Ödeme und Harnsteine beseitigen. Holunderessig soll bei Gicht helfen, und das Baden in Holunderblüten soll stark fettende und unreine Haut regulieren. Holunderbeerensaft soll ebenfalls bei grippalen Infekten und Erkältungen helfen. Ebenso wie die Blüten senkt er das Fieber, wirkt schleimlösend und erhöht die Abwehrkräfte.

TEE:

1 Esslöffel getrocknete Holunderblüten mit 1 Tasse kochend heißem Wasser übergießen. 10 Minuten ziehen lassen, dann abseihen. Soviel wie man mag, davon trinken.

KUR:

Über eine Dauer von 4 Wochen mindestens täglich 4 Tassen Holunderblütentee trinken.

VOLLBAD:

Einen Leinsack mit 2 Hand voll frischen Holunderblüten füllen. Ins Badewasser hängen und 10 Minuten baden.

SAFT:

3 kg Holunderbeeren von den Rispen streifen, waschen und tropfnass in den Entsafter geben. Etwa 1 Stunde kochen und mit 500 g Zucker, Honig oder Birnendicksaft süßen und in sterile Flaschen füllen. Diese an einem dunklen Ort aufbewahren und bei Bedarf mehrmals täglich davon 1 Esslöffel einnehmen.

ESSIG:

1 Hand voll Holunderblüten mit 1/2 l Weißweinessig aufsetzen. 14 Tage an einem dunklen Ort ziehen lassen, dann abseihen. In eine sterile Flasche abfüllen und täglich 1 Schnapsglas davon trinken.

Hopfen

Humulus lupulus

━ SYNONYME: Hupfen, Hopf, Hoppen

━ VERWENDETER TEIL/INHALTSSTOFFE: Es wird der Hopfenzapfen der weiblichen Pflanze verwendet. Die Wirkstoffe des Hopfens sind Bitterstoffe, ätherische Öle, Flavonoide, Gerbstoffe und Polysaccharide.

━ HEILWIRKUNG: Die Bitterstoffe, Lupulon und Humulon, wirken beruhigend und schlaffördernd. Die ätherischen Öle, vor allem das Methylbutenol, hat eine beruhigende Wirkung auf das zentrale Nervensystem. Die Flavonoide, insbesondere das Xanthohumol, wird bei Frauen in den Wechseljahren und bei Männern, die unter vorzeitigen Samenergüssen leiden, eingesetzt. Die sogenannten Prozyanidine, die zur Gruppe der Gerbstoffe gehören, erweitern die Blutgefäße. Die Polysaccharide helfen bei Wechseljahrsbeschwerden.

━ ANWENDUNGSFORM: Hopfentee ist ein beliebtes Schlafmittel. Hopfentinktur ist noch wirksamer und sollte wirklich nur vor dem Einschlafen eingenommen werden. Ein Hopfenbad, Hopfenkissen oder auch eine Hopfenmilch sind ebenfalls beliebte Hausmittel gegen Schlafstörungen. Ferner wird Hopfentee bei Hitzewallungen, Schweißausbrüchen und anderen Wechseljahrsbeschwerden empfohlen. Das Abreiben von gereizter und empfindlicher Haut mit Hopfengesichtswasser wirkt beruhigend.

TEE:

2 Teelöffel getrockneten Hopfen mit 1 Tasse kochend heißem Wasser übergießen. Etwa 10 Minuten ziehen lassen und dann abseihen. Mit Honig süßen und vor dem Zubettgehen trinken.

MILCH:

1 Tasse Milch mit 2 Teelöffeln getrocknetem Hopfen zum Kochen bringen. 5 Minuten ziehen lassen, dann abseihen und mit Honig süßen.

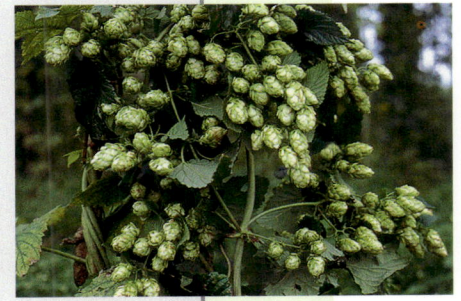

VOLLBAD:

2 Hand voll Hopfenzapfen in einen Leinensack geben und ins Badewasser hängen. Maximal 10 Minuten darin baden.

KISSEN:

2 Hand voll Hopfenzapfen in ein Leinensäckchen geben und dann ins Kopfkissen stecken. Die Hopfenzapfen alle 2 Wochen erneuern.

GESICHTSWASSER:

2 Teelöffel getrockneten Hopfen mit 1 Tasse kochend heißem Wasser übergießen. Etwa 10 Minuten ziehen lassen und dann abseihen. 3:1 mit Alkohol in eine sterile, lichtundurchlässige, gut verschließbare Flasche füllen. Damit morgens und abends einen Wattebausch tränken und das Gesicht abreiben.

Huflattich

Tussilago farfara

▬▬ SYNONYME: Brustlattich, Hustenkraut, Rosshub

▬▬ VERWENDETER TEIL/INHALTSSTOFFE: Es werden die Blätter, selten die Blüten des Huflattichs verwendet. Die wichtigsten Wirkstoffe sind Schleim-, Gerb- und Bitterstoffe sowie Flavonoide.

▬▬ HEILWIRKUNG: Die Schleimstoffe legen sich als eine Art Schutzschicht auf die Schleimhäute der Atem- und Verdauungswege. Die Bitterstoffe wirken tonisierend und verbessern das Wohlbefinden. Die Gerbstoffe entziehen Viren und Bakterien die Nährstoffgrundlage auf der Schleimhaut oder auch auf der Haut. Die Flavonoide stärken das Immunsystem und wirken antibiotisch und entzündungshemmend.

▬▬ ANWENDUNGSFORM: Huflattichtee hilft vor allem bei trockenem Husten und bei zähem Schleimauswurf. Er hat eine schleimlösende Wirkung. Auch bei Entzündungen der Schleimhäute im Mund- und Rachenraum wird das Gurgeln mit Huflattichtee empfohlen. Bei offenen Beinen, Pusteln und Pickeln sowie auch bei Mückenstichen wird Huflattich als Umschlag oder Kompresse eingesetzt.

WICHTIGER HINWEIS

Huflattich enthält Pyrrolizidinalkaloide, die in höheren Dosen zur Leberschädigung bzw. Leberkrebs führen können. Daher sollte man Huflattich nicht länger als 6 Wochen im Jahr anwenden und den Tee nicht länger als 5 Minuten ziehen lassen. Schwangere und Stillende sollten auf Huflattich verzichten.

TEE:

2 Teelöffel getrocknete Huflattichblätter mit 1 Tasse kochend heißem Wasser übergießen. Weniger als 5 Minuten ziehen lassen und dann abseihen. Mit Honig süßen und morgens direkt nach dem Aufstehen trinken. Am Tag bis zu 3 Tassen trinken. Ungesüßt ist dieser Tee lauwarm oder kalt auch als Gurgellösung geeignet.

UMSCHLAG/KOMPRESSE:

2 Esslöffel getrocknete Huflattichblätter mit 1/2 Liter kochend heißem Wasser übergießen. 10 Minuten ziehen lassen, abseihen und den Blätterrest gut ausdrücken. Ein Leinentuch damit tränken und um offene Beine wickeln. Das Tuch nach 10 Minuten abnehmen. Bei unreiner Haut das Leinentuch auf die ensprechenden Stellen legen. Danach die Haut mit kaltem Wasser abwaschen. Am nächsten Tag die gleiche Prozedur mit 2 Esslöffeln Thymian durchführen. Einmal wöchentlich anwenden.

GESICHTSWASSER:

5 bis 8 Esslöffel getrocknete Huflattichblätter mit 1/2 Liter kochend heißem Wasser übergießen. 10 Minuten ziehen lassen, abseihen und den Blätterrest gut ausdrücken. In eine dunkle, sterile Flasche füllen und im Kühlschrank lagern. Damit morgens und abends einen Wattebausch tränken und das Gesicht abreiben. Insektenstiche mit diesem Wasser einreiben und sie schwellen weniger stark an.

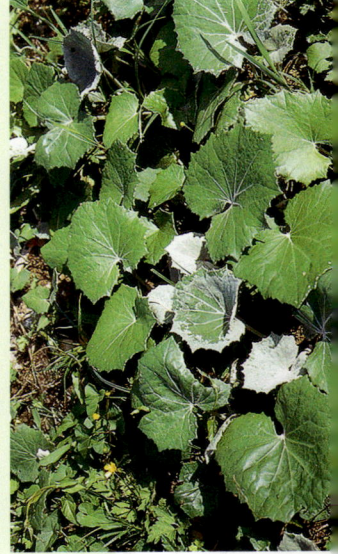

Ingwer
Zingiber officinale

▬ SYNONYM: Imber

▬ VERWENDETER TEIL/INHALTSSTOFFE: Es wird der Wurzelstock der schilfartigen Ingwerpflanze verwendet. Bei den Wirkstoffen handelt es sich vor allem um ätherische Öle und das scharf schmeckende Gingerol.

▬ HEILWIRKUNG: Die ätherischen Öle und das Gingerol helfen bei Magenbeschwerden wie Völlegefühl oder leichter Übelkeit, insbesondere bedingt durch Reisekrankheit. Ingwer stärkt die Abwehrkräfte und ist daher ein ideales Erkältungsmittel. Er soll wie Knoblauch ein wirksames Mittel zur Senkung des Cholesterinspiegels und des Blutdrucks sein.

▬ ANWENDUNGSFORM: Die frische Ingwerwurzel ist in der Heilwirkung am erfolgreichsten. Bei Übelkeit und Reisekrankheit soll man eine Scheibe frischen Ingwer kauen oder kandierten Ingwer essen. Um Husten bzw. eine Erkältung zu kurieren, sollten Sie Ingwertee, -punsch oder -sirup verwenden. Um sich präventiv vor einem Herzinfarkt zu schützen, sollten Sie regelmäßig mit Ingwer kochen bzw. Ingwertee trinken. Zur Linderung von Muskel- und Gelenkschmerzen werden Umschläge, Bäder und Kompressen mit Ingwersud empfohlen. Diese wirken entspannend und erfrischend. Mit Ingweröl lassen sich verspannte Muskeln durch eine Massage auflockern.

WICHTIGER HINWEIS

Bei Schwangerschaftsübelkeit hilft Ingwer nicht.

TEE:

Ein daumengroßes Stück Ingwer schälen, klein schneiden und mit 1/2 Liter Wasser mindestens 10 bis 30 Minuten kochen, dann abseihen. Mit etwas Honig süßen. Bei Heilanwendung mehrmals täglich 1 Tasse trinken.

PUNSCH:

Wie Ingwertee zubereiten, nur zusätzlich Zimt, Koriander, Gewürznelke und Zitronenschale mitkochen.

SIRUP:

2 Teelöffel frischen, klein gehackten Ingwer etwa 30 Minuten in 200 ml Wasser köcheln lassen, 100 g Zucker oder Honig hinzugeben und eindicken lassen. Den Sirup löffelweise einnehmen oder in schwarzen Tee einrühren.

INGWERSUD:

Er wird ebenfalls wie der Tee 30 Minuten gekocht. Umschläge oder Kompressen mit dem Sud tränken oder den abseihten Sud zu einem Vollbad geben.

MASSAGEÖL:

1 Ingwerwurzel mithilfe einer Saftpresse auspressen und im Verhältnis 1:1 mit Sesamöl mischen. Nur eine kleine Menge herstellen und vor Gebrauch schütteln. Im Kühlschrank aufbewahren.

Joghurt

■ SYNONYM: Yoghurt

■ VERWENDETER TEIL/INHALTSSTOFFE: Joghurt entsteht in der Milch durch den Zusatz von Bakterienkulturen. Der in der Milch enthaltene Milchzucker wird durch Vergärung zu Milchsäure abgebaut. Diese Milchsäure führt wiederum dazu, dass sich die Milcheiweiße zusammenlagern und eine Gallerte entsteht. In dieser Zeit wird auch das Aroma gebildet, welches hauptsächlich aus den Stoffwechselprodukten der Bakterien besteht, wie z. B. Diacetyl, Acetaldehyd und den verschiedenen Säuren. Nachdem der gewünschte pH-Wert von etwa 4,4 erreicht wurde, wird wieder gerührt und somit die weitere Säuerung unterbrochen.

TIPP

Unreine Haut im Dekolleté bekommt man mit Joghurt und Weizenkleie in den Griff. Rühren Sie unter 3 bis 5 Esslöffel Joghurt etwa 2 Esslöffel Weizenkleie. Auf die Haut auftragen, trocknen lassen und mit lauwarmem Wasser abwaschen.

■ HEILWIRKUNG: Die Milchsäurebakterien und die Milchsäure haben bei regelmäßigem Genuss einen positiven Einfluss auf die Darmflora. Äußerlich angewendet kühlt Joghurt.

■ ANWENDUNGSFORM: Der regelmäßige Verzehr von Joghurt stärkt eine gesunde Darmflora und verhindert somit die Entstehung von Magen-Darm-Erkrankungen. Eine Studie aus Finnland besagt sogar, dass Blasenentzündungen durch den regelmäßigen Verzehr von Joghurt bei Frauen verhindert werden können. Denn die meisten Blasenentzündungen sollen durch pathogene Bakterien des Darms übertragen werden. Joghurt wird auch gerne bei leichten Sonnenbränden oder gegen Haarschuppen als Kurpackung aufgetragen. Auch nach einer Scheideninfektion wird empfohlen, den Vaginalbereich mit Joghurt zu bestreichen oder sogar einen mit Joghurt getränkten Tampon in die Scheide einzuführen. Dies unterstützt die Neubildung des gesunden Säuremantels.

TÜRKISCHES JOGHURTGETRÄNK:

500 g türkischen Joghurt mit 500 ml Wasser und 1 Teelöffel Salz verrühren. Dies ist ein beliebter und gesunder Durstlöscher in der Türkei. Das Getränk wird auch bei Durchfall empfohlen.

JOGHURTPACKUNG:

150 g Naturjoghurt esslöffelweise auf die Kopfhaut geben und einmassieren. Etwa 30 Minuten wirken lassen, bis der Joghurt eingetrocknet ist. Dann das Haar und die Kopfhaut gründlich mit Shampoo waschen. Diese Packung wöchentlich anwenden.

JOGHURTSCHEIDENZÄPFCHEN:

Einen Tampon in einen Naturjoghurt tauchen und dann in die Scheide einführen. Eine Slipeinlage tragen und nach 2 bis 4 Stunden wechseln. Über einen Zeitraum von 3 bis 5 Tagen täglich einmal anwenden.

Johannisbeere

Ribes nigrum

▬ SYNONYME: Bocksbeere, Gichtbeere, Stinkstrauch, Wanzenbeere

▬ VERWENDETER TEIL/INHALTSSTOFFE: Es werden die Früchte und Blätter als Heilmittel verwendet. Die Früchte sind vor allem reich an Vitamin C, Kalium, Fruchtsäure, Pektinen und Gerbstoffen. Die Blätter haben in erster Linie Gerbstoffe, Flavonoide, Vitamin C und ein wenig ätherisches Öl.

▬ HEILWIRKUNG: Das Vitamin C stärkt die Abwehrkräfte und die Wundheilung und wird besonders bei Fieber vom Körper in größeren Mengen gebraucht. Gerbstoffe lindern Durchfallerkrankungen, Husten und Heiserkeit. Kalium gilt als harntreibend.

▬ ANWENDUNGSFORM: Johannisbeertee wird empfohlen bei Ödemen und bei Problemen mit dem Wasserlassen. Als Trinkkur bei Gicht und Rheuma, da Schmerzattacken während der Kur seltener auftreten. Der Saft soll bei Heiserkeit und Husten helfen. Mit Wasser verdünnt kann man ihn auch zum Gurgeln einsetzen. Aus den Beeren lassen sich auch leckere Gelees, Marmeladen und Saft herstellen, die als Prävention gegen Erkältungskrankheiten dienen. Johannisbeerblätter kombiniert mit Eschenblättern sollen den idealen Anti-Cellulite-Tee ergeben. Die frischen Früchte bzw. der frisch gepresste Saft der Früchte wirkt gut bei akutem oder chronischem Durchfall.

TEE:

1 Esslöffel getrocknete Johannisbeerblätter mit 1 Tasse kaltem Wasser übergießen. Zum Kochen bringen und sofort abseihen. Nach Belieben mit Honig und Zitronensaft abschmecken. Soviel wie man mag, davon trinken. Ungesüßt ist dieser Tee lauwarm oder kalt auch als Gurgellösung geeignet.

TEEMISCHUNG:

2 Esslöffel getrocknete schwarze Johannisbeerblätter mit 2 Esslöffeln getrockneten Eschenblättern mischen. 1 Liter kochend heißes Wasser darüber gießen. Den Tee 15 Minuten ziehen lassen und dann abseihen. Den Tee über den Tag verteilt trinken.

SAFT:

2 kg schwarze Johannisbeeren gründlich reinigen und in den Entsafter geben. Etwa 1 Stunde kochen lassen und dann mit 750 g Zucker, Honig oder Birnendicksaft süßen und in sterile Flaschen abfüllen. Diese an einem dunklen Ort aufbewahren und bei Bedarf mehrmals täglich davon 1 Esslöffel einnehmen.

WUSSTEN SIE ...

Rote Johannisbeeren zählen nicht zu den Haus- bzw. Heilmitteln. Sie sind aber ebenfalls reich an Vitamin C und Kalium. Ihr Geschmack ist weniger herb und sie eignen sich ebenso gut für die Zubereitung von Saft oder Gelee.

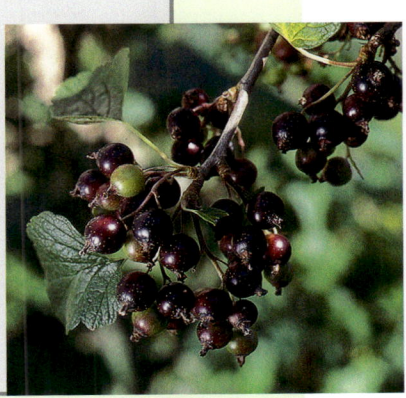

Johanniskraut

Hypericum perforatum

▬ SYNONYME: Johannisblut, Blutkraut, Wundkraut

▬ VERWENDETER TEIL/INHALTSSTOFFE: Die Blüten und Blätter des Johanniskrauts werden verwendet. Die Wirkstoffe sind ätherische Öle, Gerbstoffe, Flavonoide und Hyperizin.

▬ HEILWIRKUNG: Die ätherischen Öle haben eine beruhigende Wirkung. Die Gerbstoffe fördern die Durchblutung der Muskulatur. Die Flavonoide greifen in den Serotoninhaushalt ein. Serotonin wird als Glückshormon bezeichnet. Ein hoher Serotoninspiegel im Gehirn erhöht das Wohlbefinden und die Zufriedenheit. Es kann schmerzlindernd wirken und das Einschlafen fördern. Hyperizin hemmt Depressionen. Es lässt einen nachts schlafen und hält tagsüber aktiv.

> **WICHTIGER HINWEIS**
>
> Durch das regelmäßige Trinken von Johanniskrauttee reagieren einige Menschen empfindlich auf Sonnenlicht und neigen zu Sonnenbrand.

▬ ANWENDUNGSFORM: Das regelmäßige Trinken von Johanniskrauttee oder Teemischungen mit Johanniskraut regt die Gallenproduktion an und reguliert den Kreislauf. Bei Anwendung über einen längeren Zeitraum kann der Tee gegen Depressionen helfen. Johanniskrautöl wird äußerlich aufgetragen. Es findet Anwendung bei Rheuma, Sonnenbrand und Hexenschuss. Es fördert die Wundheilung und lindert die Schmerzen bei Verstauchungen, Verrenkungen, Blutergüssen und Gürtelrose.

TEE:

2 Teelöffel Johanniskraut mit 1 Tasse kochend heißem Wasser überbrühen. Etwa 10 Minuten ziehen lassen und abseihen. 3 bis 4 Tassen über den Tag verteilt trinken. Bei Depressionen zeigt der Tee nach 4 Wochen seine Wirkung.

TEEMISCHUNG GEGEN BLUTHOCHDRUCK:

1 Teelöffel Johanniskraut mit 1 Teelöffel Melisse, 1 Teelöffel Arnikablüten, 1 Teelöffel Mariendistelsamen und 1 Teelöffel Ehrenpreiskraut mischen. Die Kräutermischung mit 1/2 Liter kochend heißem Wasser überbrühen. Etwa 15 Minuten ziehen lassen, dann abseihen und mit Honig süßen. Über den Tag verteilt trinken.

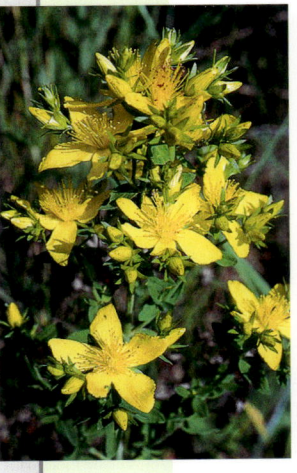

ÖL:

3 Hand voll frische Blüten in einem Mörser zerreiben. Zusammen mit 500 ml Sojaöl in ein verschließbares Glas füllen und 6 Wochen an einem sonnigen Ort stehen lassen. Täglich schütteln. Wenn das Öl rot ist, durch ein Tuch seihen und die Blüten gut auspressen. Das Öl in eine verschließbare Flasche füllen.

JOHANNISKRAUTÖL-PACKUNG:

1 Eigelb in ein hohes Gefäß geben und tröpfchenweise 2 Esslöffel Johanniskrautöl unterrühren. Diese Emulsion 1/2 Stunde auf gerötete Hautpartien einwirken lassen, dann mit lauwarmem Wasser abwaschen.

Kamille

Matricaria recutita

▬ SYNONYME: Echte Kamille, Feldkamille, Mägdeblume

▬ VERWENDETER TEIL/INHALTSSTOFFE: Die Blüten-
köpfe werden verwendet. Sie sind vor allem reich an ätherischen
Ölen wie Chamazulen und Bisabolol. Flavonoide, Gerbstoffe
und Valeriansäure zählen ebenfalls zu den Inhaltsstoffen mit
Heilwirkung.

▬ HEILWIRKUNG: Die ätherischen Öle der Kamille haben
vor allem entzündungshemmende Eigenschaften. Sie wird eingesetzt bei entzündlichen Erkrankungen des Verdauungstraktes
sowie der Atemwege. Aber auch bei Hauterkrankungen wie
Akne und Abszesse, schlecht heilende Wunden sowie bei einer
Nagelbettentzündung kommt Kamille zum Einsatz.

TIPP

Kamille kann auch schon bei
Kleinkindern eingesetzt werden. Beim Zahnen der Babys
kann auch etwas Kamilleöl
mit dem Zeigefinger auf die
entsprechende Stelle des Kie-
fers gestrichen werden.

▬ ANWENDUNGSFORM: Regelmäßig als Tee
getrunken wirkt die Kamille gegen Magenbeschwerden, Übelkeit, Brechreiz und Darmentzündungen.
Das Gurgeln oder eine Mundspülung mit Kamillentee
unterstützt den Heilungsprozess bei Zahnfleischentzündungen sowie bei Entzündungen in Mund und
Rachen. Kamilledämpfe lindern Husten und grippale
Infekte. Ein Bad in Kamille ist bei schlecht heilenden
Wunden, gegen Hämorrhoiden oder auch bei Nagelbettentzündungen zu empfehlen.

TEE:

1 Esslöffel Kamille mit 1 Tasse heißem Wasser überbrühen. Etwa 10 Minuten ziehen lassen und abseihen. 3 bis 4 Tassen über den Tag verteilt trinken.

BÄDER:

Je nach Volumen, ob Fuß- und Fingerbad, Sitz- oder Vollbad, werden 2 Esslöffel bis 2 Hand voll Kamille ins Badewasser gegeben. Etwa 10 Minuten sollte man darin baden.

INHALATION:

3 Esslöffel Kamille in eine breite Schüssel geben. Mit heißem Wasser übergießen. Gesicht über die Schüssel senken und ein Badetuch über Kopf und Nacken decken. 10 Minuten inhalieren, bei grippalen Infekten 2-mal täglich anwenden.

KOMPRESSE:

Kamille in ein Mulltuch geben, mit heißem Wasser überbrühen, Säckchen etwa 5 Minuten auf äußerliche Entzündungen drücken.

ÖL:

1 Handvoll Kamilleblüten zerreiben. Zusammen mit 150 ml Sojaöl in ein verschließbares Glas füllen und 6 Wochen stehen lassen. Täglich schütteln. Wenn das Öl dunkelgelb ist, durch ein Tuch seihen und die Blüten gut auspressen. Das Öl in eine verschließbare Flasche füllen.

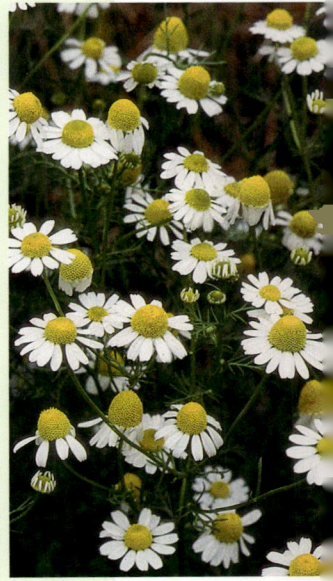

Kardamom

Elettaria cardamomum

■■■ SYNONYME: Cardamom, Grüner Kardamom

■■■ VERWENDETER TEIL/INHALTSSTOFFE: Es werden die Samen des Kardamom verwendet. Bei den Wirkstoffen handelt es sich vor allem um ätherische Öle.

■■■ HEILWIRKUNG: Die ätherischen Öle regen die Magensaftproduktion an und erhöhen die Darmperistaltik. Ferner wirken sie krampflösend.

■■■ ANWENDUNGSFORM: Das Trinken von Kardamomtee gilt als verdauungsfördernd. Der Tee hilft bei Blähungen. Auch Magenschmerzen und Krämpfe sollen durch ihn gelindert werden. Das Kauen der Samen oder Gurgeln des kalten Tees erfrischt den Atem und soll Abhilfe bei Mundgeruch schaffen. Angeblich vertreibt Kardamomtee auch den Kater nach einer durchzechten Nacht.

TIPP

Kardamom kann auch unter schwarzen Tee gemischt und über den Tag verteilt getrunken werden.

TEE:

2 Teelöffel zerstoßene Kardamomsamen mit 1 Tasse kochend heißem Wasser übergießen, etwa 10 Minuten ziehen lassen und abseihen. Jeweils 1 Tasse Kardamomtee vor den Mahlzeiten trinken.

GEWÜRZ-APFEL-SAFT:

1 Teelöffel Kardamomsamen mit 1 Teelöffel Koriandersamen, 1 Teelöffel Kümmel und 1/2 Teelöffel Sternanissamen in einen Mörser geben und zerstoßen. 1 Teelöffel Melisse hinzufügen und alles in 1 Liter Apfelsaft aufkochen. Das Ganze abkühlen lassen und abseihen. Mit Honig süßen und in eine sterile Flasche abfüllen. Im Kühlschrank aufbewahren und täglich 1 Likörglas von dem Gewürz-Apfel-Saft trinken.

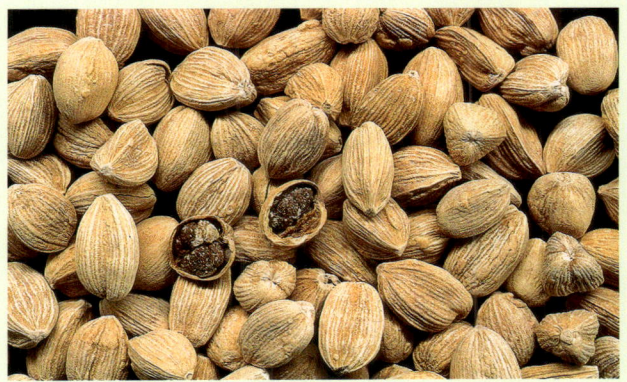

Kartoffel

Solanum tuberosum

■■ SYNONYM: Erdapfel

■■ VERWENDETER TEIL/INHALTSSTOFFE: Es wird die Knolle der Pflanze verwendet. Bei den Wirkstof-fen handelt es sich vor allem um Vitamin C und Kalium.

■■ HEILWIRKUNG: Das Vitamin C stärkt die Ab-wehrkräfte des Körpers. Kalium regt die Nieren an. Äußerlich angewandt wird die Fähigkeit der Kartoffel genutzt, Wärme gut zu speichern.

■■ ANWENDUNGSFORM: Eine einfache Kartoffel-suppe ist für Magenkranke und bei Durchfall eine Wohl-tat, denn zum einen reizt sie den Magen nicht, und zum anderen ist sie reich an Kalium. Diesen Mineralstoff ver-liert der Organismus insbesondere bei Durchfall sehr stark. Auch eine Kartoffeldiät findet jedes Frühjahr viele Anhänger. Kartoffeln entschlacken und können in salzarmer Zubereitung bei Bluthochdruckpatienten, als Kur angewandt, eine senkende Wirkung haben. Äußerlich wird die Kartoffel ebenfalls gerne angewandt. Als Kartoffelsack wird sie heiß bei Hexenschuss oder anderen schmerzhaften, krampfähnlichen Rückenschmer-zen eingesetzt. Eine Kartoffelbreipackung ist ein altbewährtes Mittel bei Augenlidentzündungen. Bei leichten Verbrennungen und Verbrühungen bringen geriebene Kartoffeln Linderung.

KARTOFFELSUPPE BEI DURCHFALL:

2 Kartoffeln und 1 Möhren waschen, schälen und würfeln. In 1/4 Liter Wasser in 20 Minuten gar kochen. Danach pürieren und leicht salzen.

KARTOFFELSACK:

Bis zu 5 kg Kartoffeln mit Schale in ausreichend Wasser 20 Minuten weich kochen. Dann zerdrücken und in einen Kopfkissenbezug oder Leinensack füllen. Diesen so heiß wie möglich auf den Rücken legen. Mit einem Handtuch und einer Wolldecke zudecken und so lange den Kartoffelsack auf dem Rücken liegen lassen, bis er abgekühlt ist. Danach noch mindestens 1 Stunde Bettruhe halten.

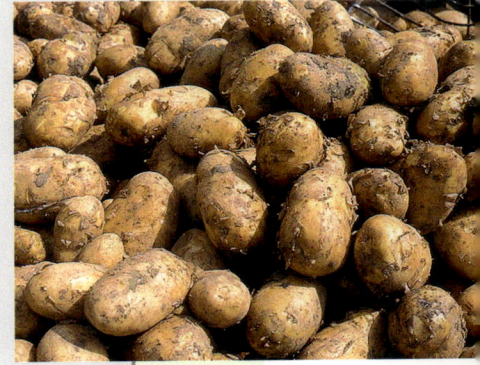

KARTOFFELBREIPACKUNG:

5 Esslöffel Milch erwärmen, 1 heiße Pellkartoffel darin zerdrücken. Eigelb unterrühren. Den Brei auf eine Kompresse geben und 20 Minuten lang auf das geschlossene Auge legen. 2- bis 3-mal täglich wiederholen.

GERIEBENE KARTOFFEL:

Kartoffel schälen und auf einer feinen Gemüse- oder Käsereibe reiben. Die feingeriebenen Kartoffeln mit dem Saft auf ein Mulltuch geben und für 5 bis 10 Minuten auf die entsprechenden Stellen legen.

Kefir

SYNONYME: Milchkefir, Trinkkefir

VERWENDETER TEIL/INHALTSSTOFFE: Kefir wird auf der Basis von Milch, in die eine Kefirknolle (auch Kefirpilz) gesetzt wird, erzeugt. Die Kefirknolle ist eine Symbiose aus Milchsäurebakterien, Bazillus Sancaszius, und Hefepilzen. Es wird der Milchzucker in Alkohol und Milchsäure umgewandelt. Das Milcheiweiß wird ebenfalls leicht in seiner Struktur verändert. Neben einem hohen Calciumgehalt und B-Vitamingehalt ist der Vitamin B12-Gehalt im Vergleich zu anderen Milchprodukten überdurchschnittlich hoch.

HEILWIRKUNG: Die Milchsäurebakterien unterstützen die Verdauung. Das Calcium sorgt für einen gesunden Knochenstoffwechsel. Die B-Vitamine und das Vitamin B12 stärken das Nervenkostüm bei Stress und insbesondere in angespannten Situationen.

ANWENDUNGSFORM: Auch wenn der Kefir in seiner Heimat, dem Kaukasus, den schönen Beinamen »Getränk der Hundertjährigen« trägt, sollte man sich nicht darauf verlassen, dass ein regelmäßiger Genuss für ein langes Leben sorgt. Der regelmäßige Verzehr soll vor Tuberkulose und Krebs schützen, jedoch sind diese Aussagen mit Vorsicht zu genießen. Das regel-

---

TIPP

Verwechseln Sie den Milchkefir nicht mit dem Wasserkefir. Wasserkefir wird auf Basis von Wasser, Trockenfrüchten und Zucker hergestellt und ist in der traditionellen asiatischen Heilkunde ähnlich wie Kombucha weit verbreitet.

mäßige Trinken von Kefir sorgt aber sicherlich für eine gesunde und stabile Darmflora, und bei ansonsten gesunder Ernährung ist die Wahrscheinlichkeit lange zu leben erhöht. Bei Sonnenbrand wird gerne die gerötete Haut mit Kefir bestrichen. Er kühlt und verhindert somit eine Überhitzung. Auch ein Vollbad mit Zusatz von Kefir soll die Folgen des Sonnenbrandes in Grenzen halten.

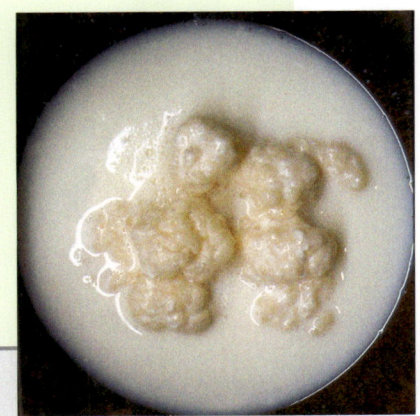

SÜSSER KEFIRSHAKE:

1/4 Liter Kefir mit dem Saft von 2 ausgepressten Orangen mischen. Eventuell mit Honig süßen. Natürlich können Sie auch Fruchtsäfte unter den Kefir mischen. Täglich mindestens 1/4 Liter Kefir trinken.

PIKANTER KEFIRSHAKE:

1/4 Liter Kefir mit 100 ml Möhrensaft und 3 Esslöffeln gehackter, glatter Petersilie mischen. Oder 200 g Gurke schälen, entkernen und pürieren. Diese mit 1/4 Liter Kefir und 4 Esslöffeln Dill mischen. Mit Salz und etwas Pfeffer würzen.

VOLLBAD:

3 Liter Kefir zum Badewasser in die Wanne geben und darin 20 Minuten baden. Dann abbrausen und die Haut mit einer Körperlotion eincremen.

Knoblauch

Allium sativum

■■■ SYNONYM: Knofel

■■■ VERWENDETER TEIL/INHALTSSTOFFE: Es wird die Zwiebelknolle des Knoblauchs verwendet. Bei den Wirkstoffen handelt es sich vor allem um Allicin, Saponin, Vitamine und Selen.

■■■ HEILWIRKUNG: Allicin und Saponin wirken antibakteriell und antimykotisch. Sie erweitern die Blutgefäße, verhindern das Zusammenklumpen der Thrombozyten und somit eine schnelle Blutgerinnung. Sie sollen auf den Cholesterinspiegel eine senkende Wirkung haben.

WICHTIGER HINWEIS

Knoblauch ist frei von Nebenwirkungen, nur einen kleinen Fehler hat er doch: Sein durchdringender Geruch wird von Mitmenschen oft als unangenehm empfunden. Ob geruchsfreie Präparate genauso wirksam sind wie frischer Knoblauch, darüber streiten sich noch die Experten.

■■■ ANWENDUNGSFORM: Das Trinken von Knoblauchsaft wirkt auf die Gärungsprozesse im Darm ein und regt die Gallensaftproduktion an. Es löst dadurch Krämpfe und gilt als verdauungsfördernd. Der Saft hilft bei Blähungen. Das regelmäßige Essen von 3 bis 5 Zehen am Tag soll den Blutdruck senken, da er die Gefäße erweitert. Knoblauch lindert Entzündungen und als Brei hilft er gegen Warzen, Herpes und Pilze.

SAFT:

5 Knoblauchzehen schälen und sehr fein hacken. Mit 5 Teelöffeln Zucker in einen Mörser geben und zerreiben. Etwa 1 Tasse Wasser hinzufügen und das Ganze einmal aufkochen lassen, etwa 5 Minuten ziehen lassen und dann durch ein Tuch abseihen. Löffelweise einnehmen.

ÖL:

4 Knoblauchzehen schälen und sehr fein hacken. Mit 6 Esslöffeln Olivenöl in einem Mörser zerreiben. Dieses Öl auf verspannte Muskelpartien auftragen oder kräftig einmassieren.

PASTE BEI WARZEN UND HERPES:

4 Knoblauchzehen schälen und sehr fein hacken. Mit 2 bis 3 Esslöffeln Weinessig in einem Mörser zerreiben. Diese Paste täglich neu anrühren auf die Warzen oder den Herpes auftragen und nach 15 Minuten entfernen.

VAGINALZÄPFCHEN BEI SCHEIDENPILZ:

Knoblauch schälen und leicht anschneiden. In eine Gaze einwickeln und mit einem langen Faden sicher befestigen. Die Zehe wie einen Tampon in die Scheide einführen, über Nacht einwirken lassen und am nächsten Morgen herausziehen. Diese Anwendung 3- bis 4-mal wiederholen.

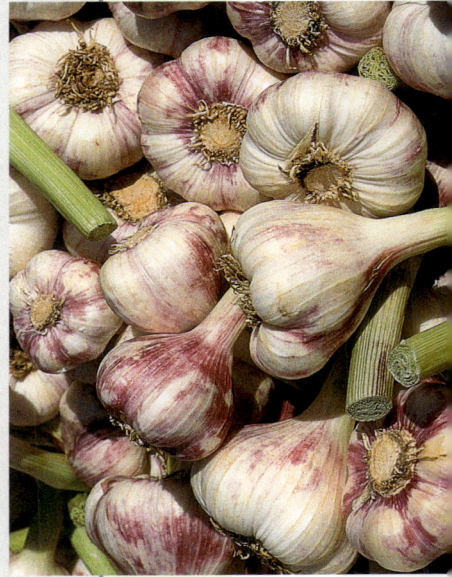

Königskerze
Verbascum densiflorum

SYNONYM: Wollblume

VERWENDETER TEIL/INHALTSSTOFFE: Es werden die Blüten der Königskerze verwendet. Die Wirkstoffe sind Schleimstoffe, Flavonoide, Saponine und Iridoide.

HEILWIRKUNG: Die Schleimstoffe lindern eine Reizung der entzündeten Schleimhäute. Die Saponine lösen den festsitzenden Schleim und erleichtern somit ein Abhusten. Die Iridoide wirken entzündungshemmend.

ANWENDUNGSFORM: Das Trinken von Königskerzentee empfiehlt sich bei Husten und Erkältungskrankheiten. Auch bei Durchfall soll der Tee helfen. Ein Sitzbad bzw. Vollbad soll bei Hämorrhoiden oder juckenden Hauterkrankungen helfen. Bei Ohrenschmerzen kann Königskerzenöl auf einen Wattebausch geträufelt und in den Ohrgang eingeführt den Schmerz lindern. Der Wattebausch sollte 2- bis 3-mal täglich gewechselt werden.

> **TIPP**
>
> Königskerzentee können auch Kinder bedenkenlos trinken. Jedoch schmeckt ihnen meistens die Teemischung besser.

TEE:

2 Teelöffel Königskerzenblüten mit 1 Tasse kochend heißem Wasser übergießen, etwa 10 Minuten ziehen lassen und abseihen. Mehrmals täglich eine 1 Tasse Königskerzentee trinken.

TEEMISCHUNG:

1 Teelöffel Königskerzenblüten mit 1 Teelöffel Holunderblüten und 1 Teelöffel Huflattichblättern mischen. Die Kräutermischung mit 1 Tasse kochend heißem Wasser übergießen, etwa 10 Minuten ziehen lassen und abseihen. 3 bis 4 Tassen über den Tag verteilt trinken.

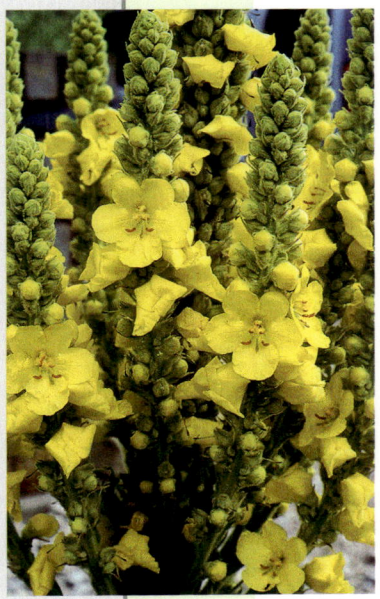

ÖL:

1 Hand voll Königskerzenblüten mit etwa 100 ml Olivenöl übergießen. In ein Schraubglas geben und an einem sonnigen Ort 3 bis 4 Wochen stehen lassen, täglich einmal schütteln. Das Öl abseihen und die Blüten gut ausdrücken. Das Öl in eine dunkle Flasche füllen und bei Bedarf anwenden.

BAD:

2 Hand voll Königskerzenblüten mit 1 Liter Wasser zum Kochen bringen. Den Sud 15 Minuten stehen lassen, dann abseihen. Diesen zum Vollbad oder Sitzbad geben.

Kohl

Brassica oleracea

■ SYNONYME: Kappes, Weißkohl, Weißkraut

■ VERWENDETER TEIL/INHALTSSTOFFE: Es werden die Blätter des Kohls verwendet. Bei den Wirkstoffen handelt es sich vor allem um Vitamin C, B-Vitamine, Mineralstoffe sowie Bitterstoffe und Senfölglukoside. Außerdem enthält Weißkohl den sogenannten Anti-Ulkus-Faktor, der 1950 entdeckt wurde.

■ HEILWIRKUNG: Wie der Name schon sagt, hilft der Anti-Ulkus-Faktor gegen Magengeschwüre. Die Bitterstoffe und Senfölglykoside sowie das Vitamin C haben einen positiven Einfluss auf die Schleimhäute und die Haut.

■ ANWENDUNGSFORM: Das Trinken von frisch ausgepresstem Kohlsaft hilft bei Magen- und Zwölffingerdarmgeschwüren. Dafür über einen Zeitraum von 4 bis 6 Wochen täglich 1 Liter Kohlsaft trinken. Ansonsten erhält der Patient eine Schonkost. Äußerlich werden Kohlblätter als Umschläge bei offenen Beinen, Gürtelrose, Nagelbett- und Brustentzündungen, leichten Verbrennungen und Ausschlag empfohlen. Das Inhalieren von Kohlwasserdampf soll Kopfschmerzen vertreiben.

WUSSTEN SIE ...

Neben Weißkohl sind auch alle anderen Kohlarten gesund und haben – wenn auch in geringerer Konzentration – den Anti-Ulkus-Faktor.

Saft:

Die Blätter des Weißkohls mithilfe eines Entsafters auspressen. Sie brauchen etwa 2 kg Kohl pro 1 Liter Saft. Er
muss täglich frisch gepresst werden, besser ist 2-mal täglich.

Auflage:

Die inneren Blätter des Kohls mit kochend heißem Wasser
übergießen, abtropfen lassen und die Mittelrippe heraus-
schneiden. Mit einem Nudelholz weich wälzen und dann
auf die entsprechende Hautpartie legen. Mit einer Mullbinde umwickeln und 2-mal am Tag wechseln.

Dampfbad:

1/4 Weißkohlkopf fein hobeln. Den Kohl in das kochende
Wasser geben und 15 Minuten kochen lassen. Den Inhalt
in eine Schüssel geben
und mit einem Hand-
tuch über dem Kopf
etwas 10 Minuten die
heißen Dämpfe inha-
lieren.

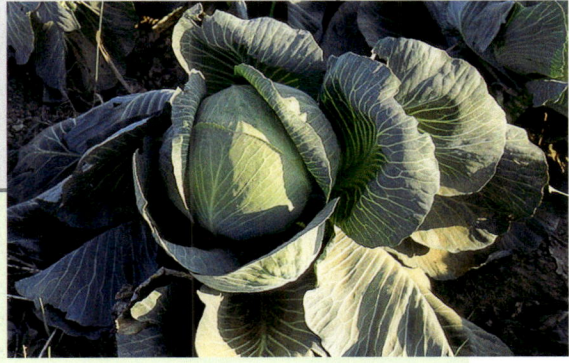

Koriander

Coriandrum sativum

■■■ SYNONYME: Wanzendill, Wanzenkraut

■■■ VERWENDETER TEIL/INHALTSSTOFFE: Es werden die Früchte des Korianders verwendet. Die Wirkstoffe sind ätherische Öle und Gerbstoffe.

■■■ HEILWIRKUNG: Die ätherischen Öle und Gerbstoffe sind krampflösend, hemmen das Wachstum von Bakterien und fördern die Verdauung.

■■■ ANWENDUNGSFORM: Koriandertee hilft bei Appetitlosigkeit sowie bei Magen- und Darmverstimmungen. In Kombination mit Fenchel und Kümmel wirkt Koriander besonders gut bei Magen- und Darmkrämpfen.

TIPP

Koriander ist Bestandteil vieler Currymischungen. Er ist nicht nur Geschmacksgeber, sondern macht auch schwer verdauliche Speisen bekömmlicher.

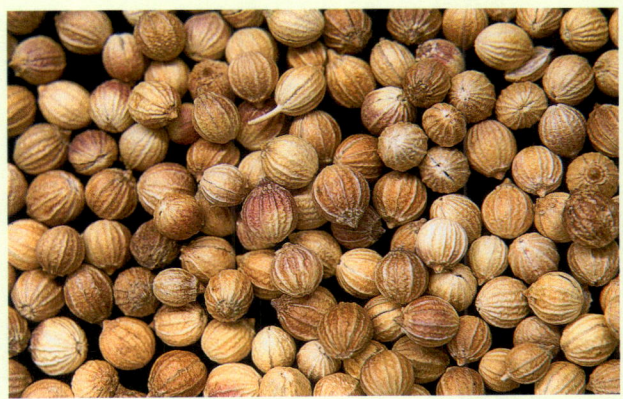

TEE:

1 Teelöffel Koriander im Mörser zerdrücken mit 1 Tasse kochend heißem Wasser übergießen, etwa 10 Minuten ziehen lassen und abseihen. Vor den Mahlzeiten 1 Tasse Koriandertee trinken.

TEEMISCHUNG:

1 Teelöffel Koriander mit 1 Teelöffel Kümmel und 1 Teelöffel Fenchel in einen Mörser geben und zerstoßen. Die Kräutermischung mit 1 Tasse kochend heißem Wasser übergießen, etwa 10 Minuten ziehen lassen und abseihen. 3 bis 4 Tassen über den Tag verteilt trinken.

Kümmel

Carum carvi

■ SYNONYME: Kümmich, Karbei, Feld- und Wiesenkümmel

■ VERWENDETER TEIL/INHALTSSTOFFE: Es werden die Früchte des Kümmels verwendet. Bei den Wirkstoffen handelt es sich vor allem um ätherische Öle. Das wichtigste ätherische Öl des Kümmelsamens ist das Carvon mit einem Anteil von 60 Prozent.

■ HEILWIRKUNG: Carvon wirkt vor allem auf den Magen-Darm-Trakt. Es regt die Magensaftproduktion an, wirkt beruhigend und krampflösend auf den Darm. Das Wachstum von nützlichen Mikroorganismen der Darmflora wird gefördert und die Vermehrung von schädlichen Bakterien gehemmt.

■ ANWENDUNGSFORM: Das Trinken von Kümmeltee zu den Mahlzeiten regt die Verdauung an und verhindert Blähungen und ein unangenehmes Völlegefühl. Auch das Würzen von schwer verdaulichen Speisen mit Kümmel kurbelt die Produktion von Verdauungssäften an und macht die Gerichte leichter verdaulich. Das Auflegen von Kümmelsäckchen hat sich vor allem bei den Dreimonatskoliken von Babys bewährt. Kümmel fördert ebenso wie Anis und Fenchel die Milchsekretion und wird daher auch Wöchnerinnen und Stillenden bei Milchmangel empfohlen. Das Kauen einiger Samen beseitigt Mundgeruch.

TEE:

2 Teelöffel zerstoßene Kümmelsamen mit 1 Tasse kochend
heißem Wasser übergießen, etwa 15 Minuten ziehen lassen
und abseihen. Jeweils 1 Tasse Kümmeltee vor den Mahlzeiten trinken.

KÜMMELSÄCKCHEN ALS AUFLAGE:

Kümmelsamen in ein kleines Leinensäckchen füllen. Das
Säckchen im Wasser erwärmen. Das warme Säckchen
mehrmals täglich für einige Minuten auf den Bauch des
Babys legen. Spätestens nach 1 Woche die Kümmelsamen
erneuern.

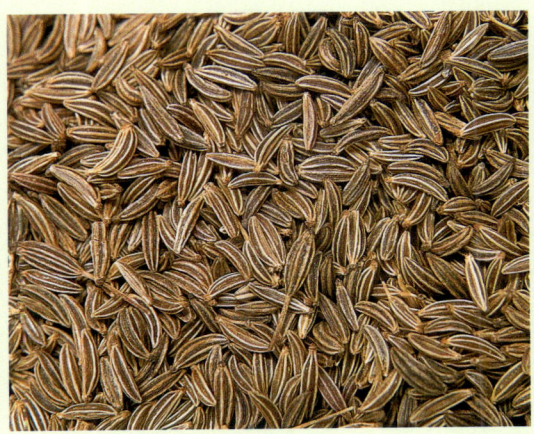

WICHTIGER HINWEIS

Bitte sammeln Sie Küm-
melsamen nicht selbst.
Kümmel kann sehr leicht
mit anderen Doldenge-
wächsen wie Wiesenker-
bel un Ähnlichen ver-
wechselt werden. Diese
Planzen sind zum Teil
schwach giftig.

Kürbis

Cucurbita pepo

■ SYNONYME: Kerbs, Kerwes, Gartenkürbis

■ VERWENDETER TEIL/INHALTSSTOFFE: Es werden die Samen des Gartenkürbis verwendet. Bei den Wirkstoffen handelt es sich um Phytosterole, Vitamin E, Selen, ätherische wie auch fette Öle.

WICHTIGER HINWEIS

Nach einer Kürbiskernkur können Sie natürlich auch kleinere Mengen Kürbiskerne unter Gerichten mischen, indem Sie Kürbiskernbrot backen oder die Kerne in einer Pfanne rösten und diese über Eis und Quarkspeisen geben.

■ HEILWIRKUNG: Vermutlich haben die Phytosterole einen positiven Einfluss auf die Tonusschwäche bei gutartigen Prostatatumoren und bei einer Reizblase.

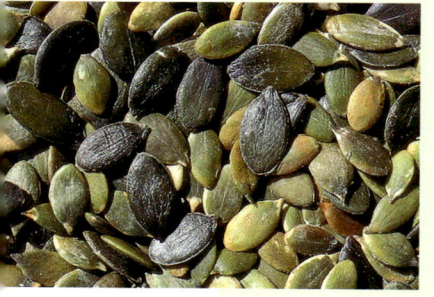

■ ANWENDUNGSFORM: Eine Kürbiskernkur wird bei einer Reizblase oder im frühen Stadium von gutartigen Prostatatumoren empfohlen. Auch beim Bettnässen von Kindern sollen, wenn keine organischen Ursachen vorliegen, Kürbiskerne helfen. Kürbiskernöl sowie auch Kürbiskerne sollen befallenen Darm von Bandwürmern befreien, jedoch muss die Dosierung stimmen.

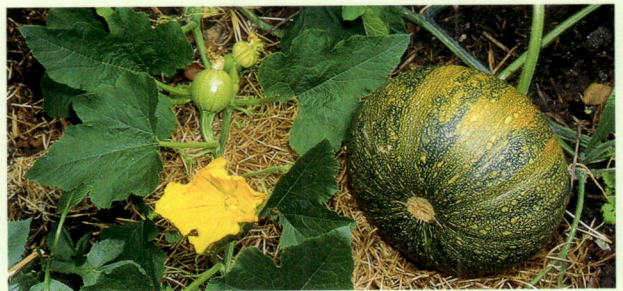

KUR BEI HARNLEIDEN:

2 bis 3 Esslöffel Kürbiskerne mit einem Messer grob hacken und morgens nüchtern, mittags und abends vor dem Essen einnehmen. Danach 1 Glas Wasser trinken. Diese Kur sollte man 3 bis 4 Monate durchführen und dann regelmäßig morgens Kürbiskerne essen. Die Kerne muss man nicht unbedingt hacken, sie sollten dann aber gut gekaut werden.

KUR BEI BANDWURMBEFALL:

3 bis 6 Esslöffel kaltgepresstes Kürbiskernöl auf einmal herunterschlucken. Dies 2 Wochen lang durchziehen. Kürbiskernöl schmeckt lecker, wessen Magen die ölige Angelegenheit jedoch nicht verträgt, sollte 1 Hand voll Kürbiskerne essen und danach 1 Glas Milch trinken. Es ist durchaus erwünscht, dass Sie unter weichem, durchfallartigem Stuhl leiden.

Lavendel

Lavandula angustifolia

▬ SYNONYME: Narden, Speik, Zöpfli

▬ VERWENDETER TEIL/INHALTSSTOFFE: Es werden die Blüten des Lavendels verwendet. Der Hauptwirkstoff ist das angenehm duftende ätherische Öl. Ferner enthalten die Blüten Gerbstoffe, Flavonoide, Phytosterine und Cumarine.

▬ HEILWIRKUNG: Das ätherische Öl hat eine beruhigende Wirkung auf das Zentralnervensystem. Die Gerbstoffe sollen bei Durchfall helfen und auch als Mittel zur Förderung des Gallenflusses ist Lavendel geeignet.

WICHTIGER HINWEIS

Lavendelöl, das Sie in den kleinen 10 ml Fläschchen kaufen können, ist ein Destillat aus den Blüten. Es handelt sich um eine hochkonzentrierte ätherische Ölmischung, die nur tröpfchenweise angewandt werden darf. Wenn Sie dieses Öl zum Massieren verwenden wollen, sollten Sie 1 bis 2 Tröpfchen davon mit 1 Esslöffel Speiseöl mischen.

▬ ANWENDUNGSFORM: Lavendeltee beruhigt bei Nervosität und Unruhezuständen sowie bei Einschlafstörungen. Auch als krampflösendes Mittel oder zur Entwässerung wird er manchmal empfohlen. Eine Massage mit Lavendelöl soll Rheumaschmerzen lindern. Ein Bad in Lavendel soll beruhigend und erfrischend zugleich sein und ist gerade Menschen mit einem zu niedrigen Blutdruck zu empfehlen. Das Schlafen in Lavendelblüten soll bei Schlafstörungen helfen und einen besonders tiefen und gesunden Schlaf ermöglichen.

TEE:

2 gehäufte Teelöffel Lavendelblüten mit 1 Tasse kochend heißem Wasser übergießen, 5 bis 10 Minuten ziehen lassen und abseihen. Mit Honig süßen. Am besten vor dem Schlafengehen 2 Tassen trinken.

TEEMISCHUNG, DIE BESONDERS BERUHI-GEND AUF DIE ATEMWEGE WIRKT:

1 gehäuften Teelöffel Lavendelblüten mit 1 gehäuften Teelöffel Echter Minze mischen. Mit 1 Tasse kochend heißem Wasser übergießen, 5 bis 10 Minuten ziehen lassen und abseihen. Mit Honig süßen. Täglich 3 Tassen von diesem Tee trinken.

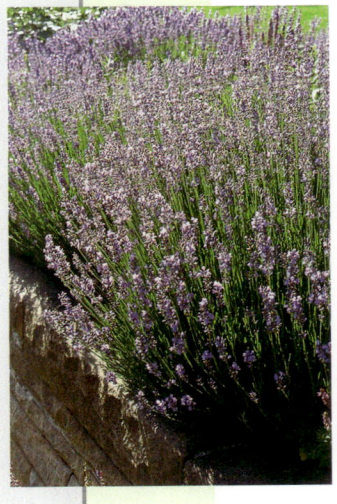

ÖL:

1 Hand voll getrocknete oder frische Lavendelblüten von den Stängeln streifen, in ein Schraubglas geben und mit 1/4 Liter Olivenöl übergießen. Die Mischung an einem sonnigen und warmen Ort 3 Tage durchziehen lassen. Dann das Öl abseihen, den Blütensatz gut ausdrücken. Das Öl in einer dunklen Flasche aufbewahren.

VOLLBAD:

100 g Blüten mit 1 Liter kochend heißem Wasser übergießen, 10 Minuten ziehen lassen und den Sud ins Badewasser geben.

Lein

Linum usitatissimum

▬ SYNONYM: Flachs

▬ VERWENDETER TEIL/INHALTSSTOFFE: Es werden die Samen des Leins verwendet. Der wichtigste Wirkstoff ist der hohe Schleimgehalt, dessen Wirkung durch das fette Öl unterstützt wird. Leinsamen hat einen hohen Ballaststoffgehalt und ist reich an Linolensäure.

▬ HEILWIRKUNG: Die Schleimstoffe bilden eine schützende Schicht auf entzündeten Schleimhäuten. Die Ballaststoffe regen die Darmperistaltik an und die Linolensäure soll bei Rheuma helfen.

▬ ANWENDUNGSFORM: Ein Leintee ist ein bewährtes Gurgelmittel bei Entzündungen in Mund und Rachen sowie am Zahnfleisch. Auch bei Husten, Heiserkeit und Magenschleimhautentzündungen soll er Linderung verschaffen. Geschroteter Leinsamen, pur oder unters Müsli gemischt, ist ein wirksames Abführmittel. Die Samen quellen und regen durch den Dehnungsreiz im Dickdarm die Darmperistaltik sowie den Stuhlgang an. Der regelmäßige Verzehr von 1 bis 2 Esslöffeln Leinöl in kalten Speisen soll die Entzündungen in den Gelenken der Rheumatiker abheilen lassen. Als Breiumschlag erweicht Leinsamen Geschwüre und Furunkeln, lässt Hautausschläge besser abheilen und soll auf die Wange gelegt Zahnschmerzen lindern.

> WICHTIGER HINWEIS
>
> Säuglingen und Kleinkindern sollten Sie keinen Leinsamen bei Verstopfung geben, denn in sehr geringer Konzentration enthält Leinsamen Blausäure.

TEE:

1 bis 2 Esslöffel Leinsamen – ganze Samen, am besten frisch geschrotet – mit 1 Tasse kaltem Wasser übergießen. Etwa 20 Minuten quellen lassen, dann leicht erwärmen und abseihen. Den Tee zum Gurgeln verwenden oder lauwarm in kleinen Schlucken trinken.

KUR BEI CHRONISCHER VERSTOPFUNG:

2 bis 3 Esslöffel Leinsamen – ganze Samen, am besten frisch geschrotet – unter Mahlzeiten rühren. Über einen Zeitraum von 3 Monaten anwenden. Immer 1 Glas Wasser nachtrinken.

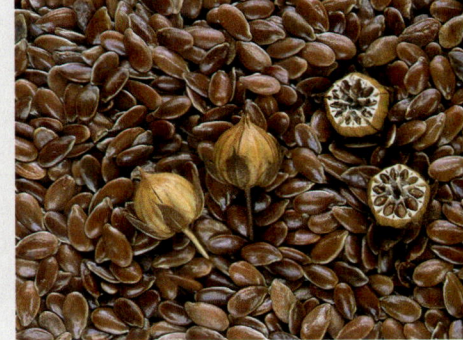

BREIUMSCHLAG:

3 bis 6 Esslöffel geschroteten Leinsamen in ein Mull- oder Leinensäckchen füllen. Mit heißem Wasser übergießen und auf die erkrankten Stellen legen, bis das Säckchen abgekühlt ist.

LEINÖL:

Lässt sich nur schwer selbst herstellen und sollte im Reformhaus in kleinen Mengen als kaltgepresstes Öl gekauft werden. Seine Haltbarkeit ist aufgrund des hohen Linolensäuregehaltes im Vergleich zu anderen Speiseölen sehr kurz. 1 bis 2 Esslöffel regelmäßig unter kalte Speisen rühren oder an Salate geben.

Liebstöckel

Levisticum officinale

■ SYNONYM: Maggikraut

■ VERWENDETER TEIL/INHALTSSTOFFE: Es wird in der Regel die Wurzel und selten das Kraut als Arzneimittel verwendet. Ätherische Öle sind die wichtigsten Inhaltsstoffe der Wurzel und auch des Krautes. In der Wurzel ist der Gehalt jedoch höher.

■ HEILWIRKUNG: Die ätherischen Öle wirken wassertreibend und leicht krampflösend, dadurch verhindern sie ein unangenehmes Völlegefühl, Sodbrennen und Aufstoßen.

■ ANWENDUNGSFORM: Liebstöckeltee wird zur Durchspülungstherapie bei entzündlichen Harnwegsinfekten und zur Vorbeugung von Nierensteinen empfohlen. Auch bei Sodbrennen und Aufstoßen wird Liebstöckeltee empfohlen. Oft wird Liebstöckel in Kombination mit anderen Heilmitteln verabreicht.

WICHTIGER HINWEIS

Schwangere sollten auf Liebstöckel verzichten, da der Verzehr die Nieren reizen und Unwohlsein und Schwindel hervorrufen kann.

TEE:

1 gehäuften Teelöffel getrocknete Liebstöckelwurzel mit 1 Tasse kaltem Wasser übergießen. Zum Kochen bringen und sofort abseihen. 2 Tassen täglich davon trinken.

TEEMISCHUNG:

1 gehäuften Teelöffel getrocknete Liebstöckelwurzel mit 1 Esslöffel Petersilienfrüchten und 1 Teelöffel Hagebuttenkernen mischen. Mit 1 Tasse kaltem Wasser übergießen. Zum Kochen bringen und etwa 5 Minuten ziehen lassen, dann abseihen. 2 Tassen täglich davon trinken.

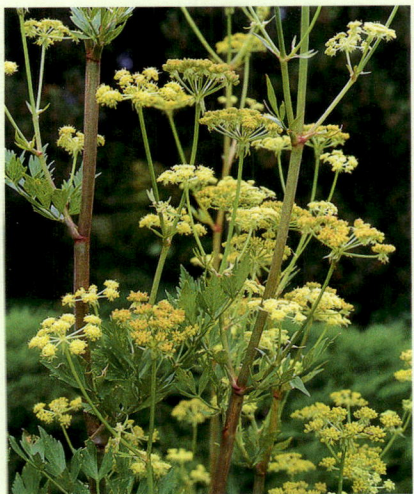

TIPP

Auch beim Kochen von Brühe schadet 1 Teelöffel getrocknete Liebstöckelwurzeln nicht. Liebstöckel sollte auch als Kraut immer kurz mitgekocht werden, so entfaltet es erst seine volle Wirkung.

Linde

Tilia cordata, Tilia platyphyllos

▬ SYNONYM: Bastbaum

▬ VERWENDETER TEIL/INHALTSSTOFFE: Es werden die Blüten des Baumes als Arzneimittel verwendet. Ätherische Öle, Flavonoide sowie Schleim- und Gerbstoffe sind die Hauptinhaltsstoffe der Lindenblüten.

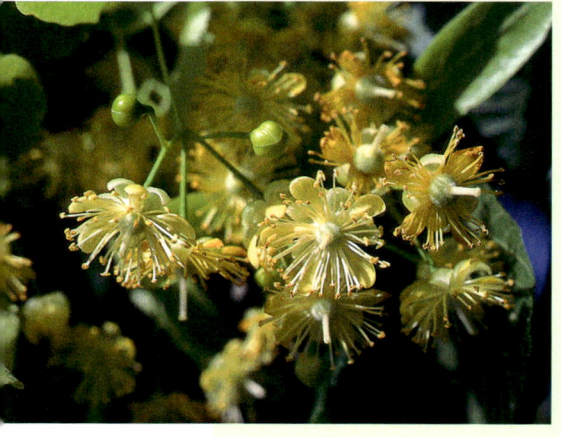

▬ HEILWIRKUNG: Die Flavonoide haben eine antibiotische Wirkung. Sie beeinflussen das Wärmeregulationszentrum im Gehirn und aktivieren so die Schweißdrüsen und das Immunsystem.

▬ ANWENDUNGSFORM: Lindenblütentee wird bei fiebrigen Erkältungskrankheiten empfohlen. Auch als Prophylaxe, wenn man durchgefroren ist oder mit nassen Füßen nach Hause kommt, kann der Tee einer Erkältung oder einem Schnupfen vorbeugen. Lindenblütenauflagen werden empfohlen, wenn die ermüdete und stumpfe Haut erfrischt werden soll. Ein Fußbad mit Lindenblüten und -blättern soll nervenberuhigend sein.

TEE:

2 Teelöffel getrocknete Lindenblüten mit 1 Tasse kochend heißem Wasser übergießen. 10 Minuten ziehen lassen und abseihen. Für eine Schwitzkur 2 Tassen trinken und sich warm einpacken.

TEEMISCHUNG:

1 Teelöffel getrocknete Lindenblüten mit 1 Teelöffel getrockneten Hagebutten, 1/2 Teelöffel abgeriebener Orangenschale und 1/2 Teelöffel Holunderblüten mischen. Mit 1 Tasse kochend heißem Wasser übergießen. 10 Minuten ziehen lassen und abseihen. 2 Tassen täglich trinken.

AUFLAGE:

3 Teelöffel getrocknete Lindenblüten mit 1 Tasse kochend heißem Wasser übergießen. 10 Minuten ziehen lassen, abseihen und lauwarm abkühlen lassen. Ein Leinentüchlein darin tränken und morgens und abends für 10 Minuten auf die gereinigte Haut legen.

WICHTIGER HINWEIS

Lindenblütentee ist kein Tee, der täglich getrunken werden sollte, sonst bringt er den Wärmehaushalt des Körpers zu sehr durcheinander.

FUSSBAD:

5 Esslöffel getrocknete Lindenblüten mit 3 Esslöffeln getrockneten Lindenblättern mischen. Mit 1 Liter Wasser aufkochen, zugedeckt kalt werden lassen. Durch ein Sieb gießen und die Blüten- und Blätterreste gut ausdrücken. Den Sud zum heißen Fußbad geben und die Füße 10 bis 15 Minuten darin baden.

Löwenzahn

Taraxacum officinalis

■ SYNONYME: Butterblume, Pusteblume, Milchblume

■ VERWENDETER TEIL/INHALTSSTOFFE: Es werden die jungen Blätter vor dem Blühen der Pflanze und die Wurzeln als Arzneimittel verwendet. Bei den Wirkstoffen handelt es sich um Bitterstoffe, Triterpene und Sterole, Flavonoide und Gerbstoffe sowie um Kalium, Zink und Vitamine der B-Gruppe.

■ HEILWIRKUNG: Die Bitterstoffe regen den Appetit und den Gallenfluss an. Sie gelten als entzündungshemmend. Kalium wirkt entwässernd, und die Wirkstoffe haben in ihrer Kombination einen günstigen Einfluss auf das Bindegewebe.

WICHTIGER HINWEIS

Der Milchsaft in den Stängeln kann in höheren Mengen gegessen zu Vergiftungserscheinungen führen. Einige schwören darauf, dass ein regelmäßiges Betupfen von Warzen diese verschwinden lässt.

■ ANWENDUNGSFORM: Löwenzahntee erhöht die Aktivität von Leber und Niere. Es kommt zu einer vermehrten Produktion von Gallenflüssigkeit und Primärharn. Als Kur angewandt hat Löwenzahntee eine entschlackende Wirkung und lindert die Schmerzen bei Rheumaerkrankten. Rheumatikern werden auch Umschläge mit Löwenzahnwurzel bei schmerzenden Gelenken empfohlen. Eine Kur mit Löwenzahntee scheint das Bindegewebe zu stärken. Aus jungen Löwenzahnblättern lässt sich ein leckerer Salat zubereiten. Er ist reich an Vitaminen und Mineralstoffen und unterstützt die Löwenzahnkur.

TEE:

2 Teelöffel Löwenzahn mit 1 Tasse kaltem Wasser übergie-
ßen, zum Kochen bringen und 1 Minute kochen lassen. 15
Minuten ziehen lassen und abseihen. Für eine Kur über
einen Zeitraum von mindestens 6 Wochen täglich 2 Tassen
Löwenzahntee trinken. Wöchentlich mindestens 1 Portion
Löwenzahn als Salat zur Unterstützung der Therapie essen.

TEEMISCHUNG:

1 Teelöffel Löwenzahn, 1/2 Teelöffel Schlehenblüten,
1/2 Teelöffel Pfefferminze und 1/2 Teelöffel Stiefmütterchenkraut. Bei Rheuma morgens und abends je
1 Tasse trinken.

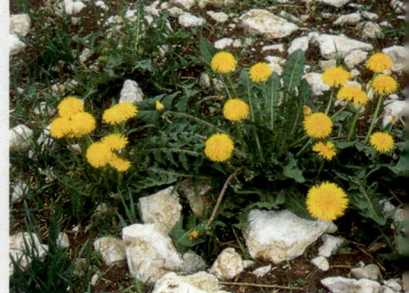

UMSCHLAG:

3 Esslöffel Löwenzahnwurzel mit etwas kaltem Wasser übergießen, zum Kochen bringen und 5 Minuten
kochen lassen. Das Ganze zu Mus stampfen. Den Brei
auf ein Leinentuch streichen und auf das schmerzende Gelenk legen. Mit einem Handtuch umwickeln.

LÖWENZAHNSIRUP:

Je 2 Teelöffel Löwenzahnblätter und -wurzel mit 1 Tasse kaltem Wasser übergießen, zum Kochen bringen und 1 Minute
kochen lassen. Etwa 15 Minuten ziehen lassen und abseihen.
Mit 150 g Zucker zu einem Sud einkochen. In ein Schraubglas füllen und täglich 1 Esslöffel einnehmen.

Mädesüß

Filipendula ulmaria

■ SYNONYME: Geißbart, Spierstaude, Wiesenkönigin

■ VERWENDETER TEIL/INHALTSSTOFFE: Es werden die Blüten, selten das ganze Kraut, als Arzneimittel verwendet. Bei den Wirkstoffen handelt es sich um Flavonoide, Gerbstoffe und Salicylsäure-Verbindungen.

WICHTIGER HINWEIS

Tee mit Mädesüß nicht während der Schwangerschaft trinken. Er kann Wehen auslösen.

■ HEILWIRKUNG: Die Flavonoide wirken schweißtreibend und fiebersenkend. Die Salicylsäure-Verbindungen haben eine entzündungshemmende Wirkung.

■ ANWENDUNGSFORM: Mädesüßtee wird in erster Linie zur Behandlung von Erkältungskrankheiten in Kombination mit anderen Heilpflanzen angewendet. Auch als Blasen- und Nierentee sowie bei Gicht wird er empfohlen. Bei Spannungskopfschmerzen wirkt Mädesüß entkrampfend und schmerzlindernd.

TEEMISCHUNG BEI KOPFSCHMERZEN:

2 Teelöffel Mädesüß mit 1 Teelöffel Stiefmütterchenkraut, 2 Teelöffeln Johanniskraut und 1 Teelöffel Labkraut mischen. Mit 1/2 Liter kochend heißem Wasser übergießen. Etwa 15 Minuten ziehen lassen und abseihen.

TEEMISCHUNG BEI GICHT:

2 Teelöffel Mädesüß mit 1 Teelöffel Liebstöckelwurzel, 1 Teelöffel Birkenblättern und 2 Teelöffeln Brennnessel-blättern mischen. Mit 1 Liter kochend heißem Wasser übergießen. Etwa 15 Minuten ziehen lassen und abseihen. Über einen Zeitraum von 3 Wochen täglich 1 Liter von dem Tee trinken. Vor einer erneuten Kur 2 Wochen pausieren.

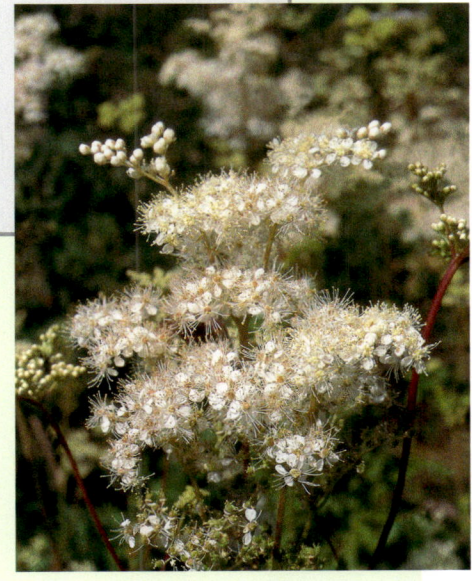

Majoran

Origanum majorana

SYNONYM: Wurstkraut

WICHTIGER HINWEIS

Das tägliche Trinken von Majorantee kann bei empfindlichen Menschen auf die Dauer Kopfschmerzen auslösen.

VERWENDETER TEIL/INHALTSSTOFFE: Es wird der oberirdische Teil von Majoran als Arzneimittel verwendet. Ätherische Öle, Bitterstoffe und Gerbstoffe sind die Inhaltsstoffe des Majoran.

HEILWIRKUNG: Die ätherischen Öle wirken leicht krampflösend, dadurch verhindern sie ein unangenehmes Völlegefühl. Ebenfalls wirkt die Kombination der Öle, Gerb- und Bitterstoffe schleimlösend.

ANWENDUNGSFORM: Majorantee soll bei Magen-, Darm- und Gallenproblemen helfen. Der Tee hilft bei Durchfall, Blähungen und Appetitlosigkeit. Majoransalbe wird bei Säuglingen und Kleinkindern angewandt. Bei Schnupfen soll man ihnen etwas von der Salbe unter die Nase reiben, sie macht die Nase frei. Bei Blähungen soll oberhalb des Bauchnabels ein bisschen Majoranöl aufgetragen werden, nach 10 bis 20 Minuten sind die Säuglinge blähungsfrei. Auch bei Nervenschmerzen, Verstauchungen und schlecht heilenden Wunden wird Majoransalbe empfohlen.

TEE:

1 gehäuften Teelöffel getrockneten Majoran mit 1 Tasse kochend heißem Wasser übergießen und nach 3 Minuten abseihen.

SALBE:

3 bis 4 Teelöffel Majoranpulver mit 2 Esslöffeln Weingeist übergießen und 1 Stunde abgedeckt stehen lassen. 2 Esslöffel Butter hinzugeben und das Ganze im Wasserbad unter Rühren 10 Minuten erwärmen. Die Salbe durch ein Mulltuch abseihen und in ein gut verschließbares Döschen füllen. Ausgekühlt anwenden. Die Salbe im Kühlschrank lagern und spätestens alle 4 Wochen frisch herstellen.

ÖL:

3 bis 4 Esslöffel frischen Majoran fein hacken und mit 100 ml Öl mischen. Etwa 4 Wochen an einem warmen Ort stehen lassen. Dann abseihen, in ein dunkles, verschließbares Fläschchen füllen und schmerzende Stellen damit einmassieren.

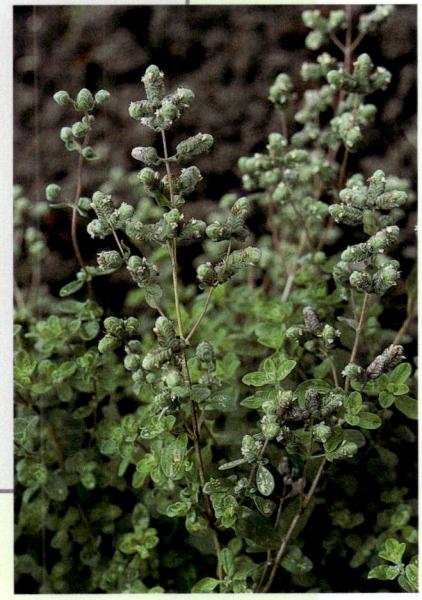

Malve

Malva sylvestris

▬ SYNONYME: Feldmalve, Wegmalve, Wilde Malve, Katzenkäse

▬ VERWENDETER TEIL/INHALTSSTOFFE: Es werden die Blüten und Blätter der Malve als Arzneimittel verwendet. Bei den Wirkstoffen handelt es sich vor allem um Schleimstoffe, daneben enthält die Malve ätherische Öle und Gerbstoffe.

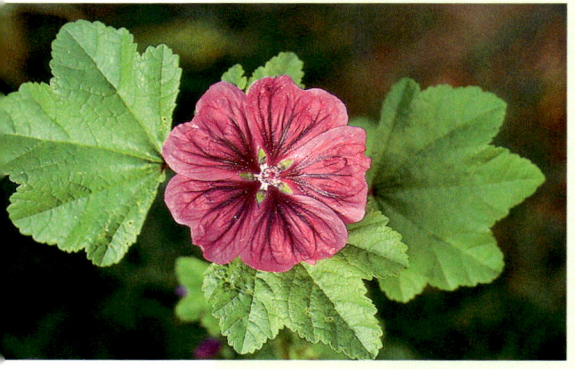

▬ HEILWIRKUNG: Die Schleimstoffe haben eine reizlindernde und schutzschichtbildende Wirkung. Die ätherischen Öle wirken schleimlösend und entkrampfend.

▬ ANWENDUNGSFORM: Malventee lindert Entzündungen im Mund- und Rachenraum sowie leichte Durchfälle. Auch als Hustentee wird er zum Gurgeln empfohlen. Halsweh und Heiserkeit lassen sich mit dem Tee reduzieren. Auch äußerlich in Kombination mit anderen Heilpflanzen wird die Malve als entzündungslinderndes und beruhigendes Mittel eingesetzt.

TEE:

2 gehäufte Teelöffel getrocknete Malvenblüten oder -blätter mit 1 Tasse kochend heißem Wasser übergießen und nach 15 Minuten abseihen. Abgekühlt eignet sich der Tee auch als Gurgellösung.

KRÄUTERKISSEN:

4 Esslöffel Malvenblüten oder -blätter mit 4 Esslöffeln Eibischblättern, 4 Esslöffeln Steinkleekraut und 4 Esslöffeln Leinsamen mischen und in ein Leinensäckchen geben. Wasser erhitzen und das Säckchen 10 Minuten hineinlegen. Dann auf entzündete Hautpartien wie Furunkel legen und mit einem Handtuch einwickeln. So lange auf der Haut liegen lassen, bis es ausgekühlt ist. Mehrmals täglich wiederholen.

TIPP

Die Blüten der Malve sollen wirksamer als die Blätter der Pflanze sein. Einig ist man sich jedoch noch nicht, daher findet man in der Apotheke sowohl Mischungen wie auch Malvenblüten pur.

UMSCHLAG:

5 Esslöffel Malvenblüten oder -blätter mit 5 Esslöffeln Kamilleblüten mischen. Mit 1 Tasse kochend heißem Wasser übergießen und 10 Minuten ziehen lassen. Ein Leinentuch mit dem Sud tränken und auf Ekzeme legen. So lange auf dem Ekzem liegen lassen, bis das Tuch kalt ist. Mehrmals täglich wiederholen.

Mariendistel

Silybum marianum

- **SYNONYME:** Christi Krone, Frauendistel, Heilandsdistel

- **VERWENDETER TEIL/INHALTSSTOFFE:** Es werden die Früchte der Mariendistel als Arzneimittel verwendet. Der Hauptwirkstoff ist Silymarin, ein Komplex aus drei Flavonoiden, daneben enthalten die Früchte ätherische Öle und Bitterstoffe.

- **HEILWIRKUNG:** Silymarin schützt die Leberzellen vor Vergiftungen. Äußerlich angewandt sollen die Inhaltsstoffe auf Krampfadern und Unterschenkelgeschwüre eine lindernde Wirkung haben.

- **ANWENDUNGSFORM:** Mariendisteltee soll den Heilungsprozess bei einer Fettleber sowie auch bei einer Hepatitis unterstützen. Es sollen so schneller Leberzellen regeneriert bzw. erst gar nicht zerstört werden können. Umschläge mit Mariendisteltee sollen die Schmerzen von Krampfadern lindern und das schnellere Abheilen von Unterschenkelgeschwüren fördern.

TIPP

Auch pulverisierten Samen soll man in der Apotheke oder im Sanitätshaus kaufen können. Einige streuen es sich auf offene Beine, es soll dort den Heilungsprozess beschleunigen.

Tee:

1 Teelöffel Mariendistelfrüchte mit 1 Tasse kochend heißem Wasser übergießen, nach 15 Minuten abseihen. 3 Tassen über den Tag verteilt trinken, morgens am bestens nüchtern und abends als letztes Getränk vor dem Abendessen.

Teemischung:

Diesen Tee kann man geschmacklich verbessern, indem man entweder 1 Teelöffel Pfefferminze oder 1 Teelöffel zerstoßenen Fenchelsamen hinzufügt.

Teemischung zur Verbesserung des Gallenflusses:

1 Teelöffel Mariendistelfrüchte mit 1/2 Teelöffel Andornkraut, 1/2 Teelöffel Löwenzahnwurzel und 1/2 Teelöffel Pfefferminze mischen. Die Teemischung mit 1 Tasse kochend heißem Wasser übergießen und nach 15 Minuten abseihen. Täglich 3 Tassen vor den Hauptmahlzeiten trinken.

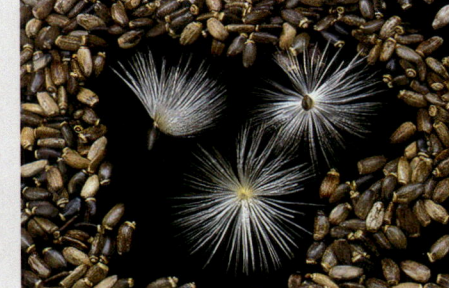

Umschlag:

2 Esslöffel Mariendistelfrüchte mit 1 Tasse kochend heißem Wasser übergießen und 10 Minuten ziehen lassen. Ein Leinentuch mit dem Sud tränken und die Unterschenkel damit umwickeln. Ein Handtuch darüber schlagen und so lange liegen lassen, bis das Tuch kalt ist. Mehrmals täglich wiederholen.

Meerrettich

Armoracia rusticana

■ SYNONYME: Kren, Bauernsenf

■ VERWENDETER TEIL/INHALTSSTOFFE: Es wird die Wurzel des Meerrettichs als Arzneimittel verwendet. Die Hauptwirkstoffe sind Senföl sowie die Glykoside Gluconasturtiin und Sinigrin. Außerdem ist die Wurzel reich an Vitamin C und Kalium.

■ HEILWIRKUNG: Die beiden Glykoside wirken antibakteriell, das Senföl steigert die Durchblutung der Schleimhäute, Vitamin C stärkt die Abwehrkräfte und Kalium regt die Nierentätigkeit an.

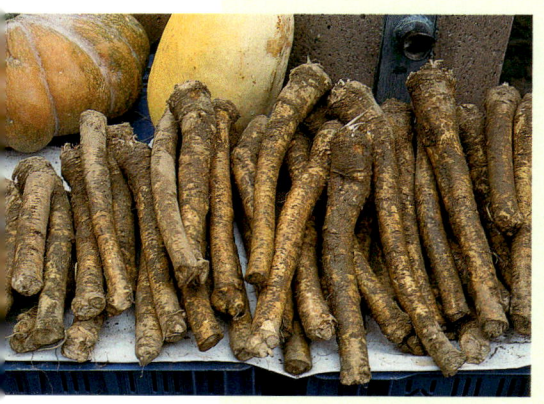

■ ANWENDUNGSFORM: Geriebener Meerrettich wird bei Infektionen der Nieren und der ableitenden Harnwege sowie bei Bronchitis empfohlen. Auch Husten und eine starke Verschleimung der oberen Atemwege lassen sich durch eine Mischung aus Meerrettich und Honig lösen. Äußerlich wird Meerrettich als Umschlag bei Asthma, Rheuma, Kopfschmerzen, Zahnschmerzen sowie bei einem Tennisarm empfohlen.

SUD:

1 Esslöffel frisch geriebenen Meerrettich mit 5 Teelöffeln Honig und 5 Esslöffeln Wasser einmal kurz aufkochen. Über den Tag verteilt 5 Teelöffel einnehmen.

SIRUP:

1 Esslöffel frisch geriebenen Meerrettich mit 1 Esslöffel fein gehackten Zwiebeln, 5 Teelöffeln Honig und 5 Esslöffeln Wasser einmal aufkochen lassen. Abkühlen lassen und 3-mal täglich 1 Esslöffel einnehmen.

PASTE ZUR INNEREN ANWENDUNG:

Zu gleichen Teilen frisch geriebenen Meerrettich mit Honig mischen. Täglich 1 Esslöffel essen.

PASTE ZUR ÄUSSEREN ANWENDUNG:

3 Esslöffel frisch geriebenen Meerrettich mit 4 Esslöffeln Magerquark vermischen und 1/2 cm dick auf schmerzenden Gelenke streichen. Nach 10 Minuten abwaschen.

WICHTIGER HINWEIS

Ein zu intensiver Genuss von Meerrettich kann zu starken Reizungen der Schleimhäute und Haut führen. Frisch geriebener Meerrettich darf auf keinen Fall in die Augen kommen. Er brennt höllisch scharf.

UMSCHLAG:

Meerrettich putzen, reiben und messerrückendick auf ein Leinentuch streichen. Dies auf schmerzende Gelenke, bei Asthma auf die Brust, bei Kopfschmerzen in den Nacken und bei Zahnschmerzen auf die Wange legen. Nicht länger als 10 Minuten, sonst reizt es die Haut zu stark.

Melisse

Melissa officinalis

▬ SYNONYME: Bienenkraut, Frauenwohl, Herztrost, Zitronenkraut, Zitronenmelisse

▬ VERWENDETER TEIL/INHALTSSTOFFE: Es werden die Blätter der Melisse als Arzneimittel verwendet. Die Hauptwirkstoffe sind ätherische Öle, Citronellal und Citral, ansonsten sind in kleinen Mengen Bitter- und Gerbstoffe vorhanden.

▬ HEILWIRKUNG: Die ätherischen Öle wirken krampflösend und verhindern das Wachstum von Bakterien und Pilzen. Die Gerbstoffe stärken das Herz und wirken entzündungshemmend und antibiotisch. Den Appetit regen die Bitterstoffe an.

▬ ANWENDUNGSFORM: Das regelmäßige Trinken von Melissentee hilft bei Nervosität, Herzbeschwerden nervösen Ursprungs, stressbedingten Kopfschmerzen und bei Appetitlosigkeit. Ein Vollbad mit Melisse wirkt beruhigend und hilft vor dem Schlafgehen bei Einschlafschwierigkeiten. Eine Tinktur aus Melissen soll bei Spannungskopfschmerzen, Herpes und Fußpilz helfen.

TEE:

3 Teelöffel Melissenblätter mit 1 Tasse kochend heißem Wasser übergießen. Etwa 10 Minuten ziehen lassen und dann abseihen. Über einen Zeitraum von 4 bis 6 Wochen täglich 3 Tassen über den Tag verteilt trinken.

VOLLBAD:

10 Esslöffel Melissenblätter in 1 Liter Wasser aufkochen. Etwa 10 Minuten ziehen lassen und dann abseihen. Den Sud ins Badewasser geben und darin 10 bis 20 Minuten baden.

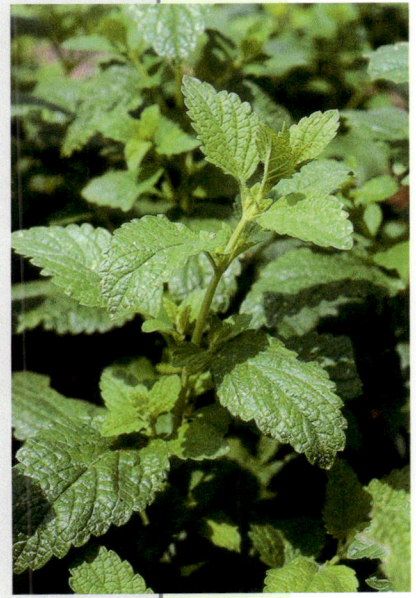

TINKTUR:

4 Teelöffel Melissenblätter mit 100 ml Wodka übergießen. Das Ganze 2 Wochen an einem warmen, aber halbdunklen Ort ziehen lassen. Dann abseihen und den Blätterrest gut ausdrücken. In einer dunklen Flasche gut verschlossen aufbewahren. Mit der Tinktur bei Kopfschmerzen die Schläfen einmassieren, bei Herpes die Lippe mehrmals täglich bestreichen. Bei Fußpilz mehrmals täglich die Füße einreiben.

Minze

Mentha piperita

■■■ SYNONYME: Pfefferminze, Gartenminze, Englische Minze

■■■ VERWENDETER TEIL/INHALTSSTOFFE: Es werden die Blätter der Minze als Arzneimittel verwendet. Ätherische Öle, insbesondere das Menthol, und in kleinen Mengen Bitter- und Gerbstoffe sowie Flavonoide sind die Inhaltsstoffe der Minze.

■■■ HEILWIRKUNG: Die ätherischen Öle wirken leicht krampflösend und regen die Gallensaftproduktion an. Das Menthol wirkt kühlend und schmerzlindernd. Die Bitter- und Gerbstoffe regen die Verdauung an und fördern den Appetit.

■■■ ANWENDUNGSFORM: Pfefferminztee soll insbesondere bei Gallenproblemen helfen. Bei Magengeschwüren ist von dem Tee abzuraten, da er die Schleimhäute zu stark reizt und den Magen übersäuert. Er ist der beliebteste Erkältungstee und wirkt entkrampfend, bei Schleimhautentzündungen kann aber das Menthol zu scharf sein und gerade das verkehrte schleimlösende Erkältungsmittel sein. Bei allgemeinen Verdauungsproblemen nach fetten Speisen, Appetitlosigkeit, Menstruationsschmerzen und Übelkeit kann das Trinken von einer Tasse Pfefferminztee schon die Beschwerden lindern. Äußerlich wird Minzeöl oder Minzetinktur bei Spannungskopfschmerzen oder Schwellungen verwendet, es kühlt, fördert die Durchblutung und erfrischt.

TEE:

2 gehäufte Teelöffel getrocknete Minze mit
1 Tasse kochend heißem Wasser übergießen.
5 bis 7 Minuten ziehen lassen und abseihen.

TINKTUR:

5 Teelöffel Minze mit 100 ml Schnaps übergießen
und 2 Wochen an einem warmen, aber halbdunklen Ort ziehen lassen. Abseihen und den Blätterrest gut ausdrücken. In einer dunklen Flasche
gut verschlossen aufbewahren. Mit der Tinktur
bei Kopfschmerzen die Schläfen massieren.

ÖL:

6 bis 10 Esslöffel frische Minze fein hacken und
mit 100 ml Öl mischen. Etwa 4 Wochen an einem
warmen Ort stehen lassen, abseihen und in ein
dunkles, verschließbares Fläschchen füllen. Bei
Spannungskopfschmerzen die Schläfen mit dem
Öl einreiben und Schwellungen mit dem Öl
massieren.

INHALATION:

3 Teelöffel getrocknete Minze oder einige Tropfen vom Öl
in einer Schüssel mit heißem Wasser übergießen, mit
einem Handtuch bedeckt den Kopf darüber halten und
10 Minuten inhalieren.

WICHTIGER HINWEIS

Bei Säuglingen und Kleinkindern sollte Minzeöl und -tink-
tur nicht im Gesicht-, Hals-
und Nackenbereich angewendet werden. Die Mentholkon-
zentration kann zu hoch sein
und ein Ersticken auslösen.

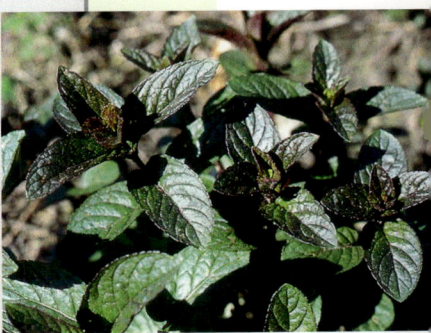

Möhre

Daucus carota

▬ SYNONYME: Wilde Möhre, Karotte, Mohrrübe, Gelbe Rübe, Wurzel

▬ VERWENDETER TEIL/INHALTSSTOFFE: Es wird die Wurzel als Heilmittel verwendet. Bei den Wirkstoffen handelt es sich in erste Linie um Vitamine. Provitamin A, besser als Carotin bekannt, Vitamin B1, B2 und C. Ferner enthält die Möhre Flavonoide, ätherische Öle und Carotatoxin.

▬ HEILWIRKUNG: Die Vitamine in ihrer Kombination fördern die Wundheilung, stärken das Immunsystem, sind am Energiestoffwechsel beteiligt und fördern somit den Gesundungsprozess und halten den Körper fit.

▬ ANWENDUNGSFORM: Am besten wirken die Inhaltsstoffe der Möhre roh. Je stärker die Wurzel zerkleinert ist, um so besser ist die Aufnahme der Wirkstoffe. Daher erzielt man die beste Heilwirkung, wenn man Möhrensaft frisch aus den Wurzeln herstellt. Ferner sollten ein paar Tropfen Öl untergerührt oder etwas Fettiges dazu gegessen werden. So wird das fettlösliche Provitamin A besser vom Körper aufgenommen. Möhrenbrei wird auch in der Säuglingsernährung empfohlen, da er verdauungsfördernd wirkt, indem er Verstopfung und Blähungen lindert.

MÖHRENSAFT:

Möhren waschen, putzen und mit einer Saftpresse auspressen. Pro Glas 3 bis 4 Tropfen hochwertiges
Pflanzenöl, wie Weizenkeimöl oder auch Raps-
öl, einrühren. Sofort trinken, dann ist der
Vitamingehalt am höchsten. Ansonsten den
frisch ausgepressten Saft im Kühlschrank
lagern und Zitronensaft hinzugeben, sonst
wird der Saft schnell braun.

MISCHUNGEN:

Leckere Beimischungen zum Möhrensaft sind
Äpfel, aber auch Ananas oder Orange.

MÖHRENBREI FÜR SÄUGLINGE:

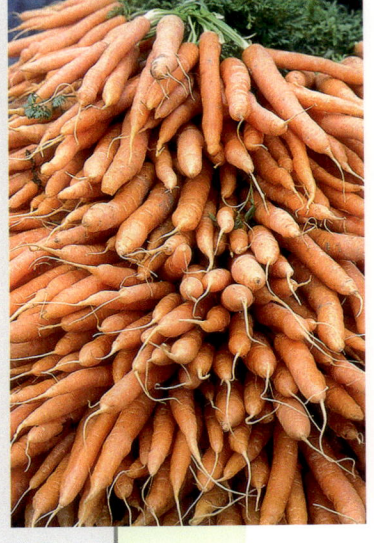

2 bis 4 Möhren waschen, putzen und klein
schneiden. Mit 1 Tasse Wasser 15 bis 20 Minuten weich kochen und dann pürieren. Nicht
salzen oder würzen. Falls Sie den Brei füttern,
1/4 Teelöffel Weizenkeimöl unterrühren. Sie
können auch 2 bis 3 Esslöffel von dem Brei unter die ferti-
ge Säuglingsmilch ins Fläschchen rühren. Die Möhren-
breireste kann man gut verschlossen 1 Tag im Kühlschrank
aufbewahren, danach sollte der Brei aber einmal aufge-
kocht werden. So gehen zwar Vitamine verloren, jedoch
werden auch eventuell entstandene krankmachende Keime
abgetötet.

Molke

■ SYNONYME: keine

■ VERWENDETER TEIL/INHALTSSTOFFE: Molke ist ein Nebenprodukt bei der Herstellung von Käse. Die Käsegallerte wird in seine festen und flüssigen Bestandteile durch Zentrifugation zerlegt, dabei läuft eine milchige, durchsichtige Flüssigkeit, die Molke, ab. Sie ist reich an Molkenproteinen, B-Vitaminen und Mineralstoffen wie Calcium, Kalium und Natrium.

■ HEILWIRKUNG: Molkenproteine sind in ihrer Struktur den lebensnotwendigen Proteinen in der menschlichen Ernährung sehr ähnlich. Sie haben eine hohe biologische Wertigkeit. D. h. man muss von ihnen nicht sehr viel essen und hat doch die richtigen Eiweiße verzehrt. Ferner enthält Molke viele B-Vitamine, die bei Stress und Anspannung vermehrt gebraucht werden.

> **TIPP**
>
> Verwenden Sie auf keinen Fall Molke, die mit Aromen und Früchten angereichert ist. Sie enthält in der Regel zuviel Zucker, auf den Sie während der Kur verzichten sollten.

■ ANWENDUNGSFORM: Die Molkekur ist eine beliebte Möglichkeit zum Abnehmen und Entschlacken. Durch die hohe biologische Wertigkeit des Eiweißes wird Muskelgewebe nicht so schnell abgebaut wie bei anderen Kuren.

MOLKE-FASTENTAGE:

1 bis 2 Tage im Monat werden 1 1/2 bis 2 Liter Molke über 5 bis 7 Rationen getrunken. Zusätzlich kann etwas Obst dazu gegessen werden. Während der Kur sollte man am besten entspannen und diese Fastentage aufs Wochenende legen. Gegen Durst soll Mineralwasser oder Kräutertee getrunken werden. Diese Molke-Fastentage sind vor allem zum Entschlacken da.

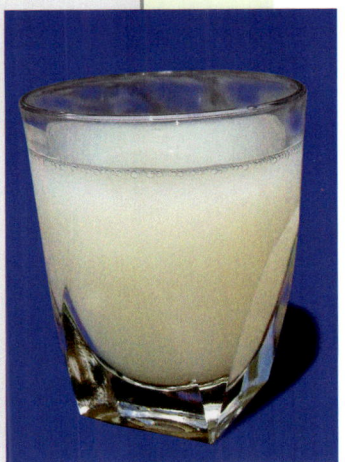

MOLKETRINKKUR:

Bei der Molketrinkkur handelt es sich um eine Fastenkur über einen Zeitraum von 10 Tagen, bei der pro Tag bis zu 3 Litern Molke in mehreren kleinen Portionen getrunken werden. Zur Abwechslung kann man auch ungesüßte Fruchtsäfte in die Molke mischen. Während der Kur verzichtet man auf feste Speisen.

MODERATE MOLKEKUR:

Über einen Zeitraum von 1 bis 2 Wochen wird täglich 1 Liter Molke getrunken und gleichzeitig viel Obst und Gemüse und ansonsten nur fettarme Vollwertkost gegessen. Außerdem sollte man jeden Tag zusätzlich mindestens 2 Liter Flüssigkeit in Form von Kräutertee und Wasser trinken.

Odermennig

Agrimonia eupatoria

■ SYNONYME: Ackermännchen, Königskraut, Leberkraut, Magenkraut, Schlangenkraut

■ VERWENDETER TEIL/INHALTSSTOFFE: Es wird das ganze Kraut als Arzneimittel verwendet. Bei den Wirkstoffen handelt es sich vor allem um Triterpene, Gerb- und Bitterstoffe sowie um Flavonoide, Kieselsäure und Schleimstoffe.

WUSSTEN SIE ...

Odermennig ist in Nord- und Mitteleuropa sowie in Nordamerika weit verbreitet und ohne, dass es uns bewusst ist, tragen wir zur Ausbreitung bei. Denn die Früchte sind mit kleinen Häkchen ausgestattet, die sich an unsere Kleidung heften.

■ HEILWIRKUNG: Die Gerbstoffe wirken wundheilend und schmerzlindernd, denn sie binden bei direktem Kontakt mit dem Gewebe Wasser und entziehen so vielen krankmachenden Keimen die Nahrungsgrundlage. Die Bitterstoffe regen die Produktion von Flüssigkeiten an. Die Flavonoide und Triterpene wirken entzündungshemmend und antibiotisch.

■ ANWENDUNGSFORM: Odermennigtee hilft bei Durchfall sowie bei Darm- und Gallenerkrankungen. Er regt die Magensaft- und Gallensaftproduktion an. Bei Halsschmerzen und Entzündungen im Rachenraum hilft das Gurgeln mit dem Tee. Wirksamer soll eine Tinktur sein, die insbesondere unter Sängern und Rednern als Geheimtipp gilt. Auch ein Fußbad mit Odermennig soll schmerzende Füße beruhigen.

TEE:

1 gehäuften Teelöffel getrocknetes Odermennigkraut mit 1 Tasse kochend heißem Wasser übergießen und nach 10 Minuten abseihen. Abgekühlt eignet sich der Tee auch als Gurgellösung.

GURGELLÖSUNG/TINKTUR:

4 Esslöffel getrocknetes Odermennigkraut mit 100 ml Schnaps übergießen und etwa 2 Wochen an einem warmen, aber dunklen Ort ziehen lassen. Dann abseihen und in ein dunkles, steriles Fläschchen füllen. 1 Esslöffel der Tinktur in ein halbvolles Glas Wasser geben und damit gurgeln.

FUSSBAD:

6 Esslöffel getrocknetes Odermennigkraut mit 5 Esslöffeln getrocknetem Salbei und 5 Esslöffeln getrockneten Ringelblumen mischen. Mit 1 Liter kochend heißem Wasser übergießen und 10 Minuten ziehen lassen. Dann dieses Wasser in eine Fußbadwanne geben, mit lauwarmem bzw. kaltem Wasser verdünnen, damit es eine angenehme Temperatur hat, und 2 Esslöffel Apfelessig hinzufügen. Die Füße darin 10 bis 20 Minuten baden, trockenreiben und mit einer fetthaltigen Fußcreme einreiben.

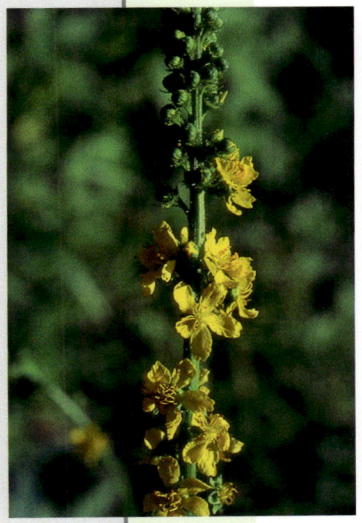

Oregano

Origanum vulgare

■ SYNONYME: Dost, Brauner Dost, Wilder Majoran

■ VERWENDETER TEIL/INHALTSSTOFFE: Es wird der oberirdische Teil der Pflanze verwendet. Ätherische Öle, Bitter- und Gerbstoffe sind die wichtigsten Inhaltsstoffe des Krautes.

■ HEILWIRKUNG: Die Bitter- und Gerbstoffe helfen gegen Blähungen und Durchfallerkrankungen und regen die Produktion von körpereigenen Flüssigkeiten an. Die ätherischen Öle lindern Entzündungen des Mund- und Rachenraums sowie Husten und Halsschmerzen.

■ ANWENDUNGSFORM: Oreganotee hilft gegen Magenverstimmungen und kann Durchfall und Blähungen unterbinden. Das Gurgeln mit Oreganotee lindert Zahnschmerzen und Entzündungen im Mund- und Rachenraum. Auch bei Husten kann das Inhalieren von Oreganodampf und Gurgeln mit Oreganotee Linderung verschaffen.

> **TIPP**
>
> Eine original italienische Pizza ist mit Oregano gewürzt. Das schmeckt nicht nur besonders lecker, sondern regt auch die Verdauung an, die bei einer extra Portion Käse besonders wichtig ist.

Tee:

3 Teelöffel getrocknetes Oreganokraut mit 1 Tasse kochendem Wasser übergießen. 10 bis 15 Minuten ziehen lassen und abseihen. Zum Gurgeln kalt werden lassen. Als Hustentee mit Honig süßen.

Dampfbad:

1 Esslöffel Oregano mit 1 Esslöffel Thymian und 2 Esslöffeln Kamille mischen. Mit kochend heißem Wasser übergießen. Das Gesicht über die Schüssel halten, ein großes Badehandtuch über Kopf und Oberkörper legen und 10 Minuten bei geschlossenen Augen die Dämpfe inhalieren.

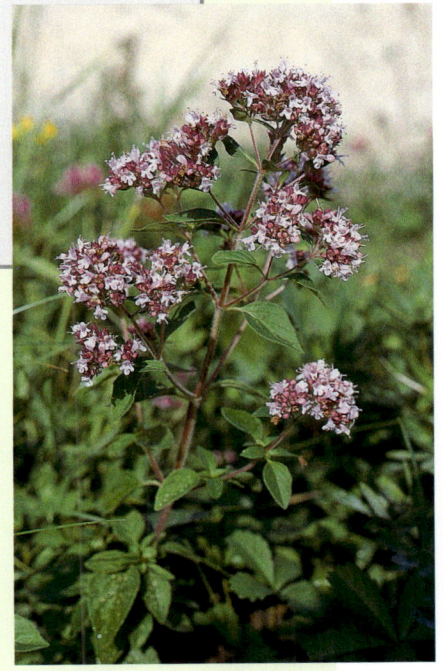

Pastinak

Pastinaca sativa

■■■ SYNONYME: Pastinake, Hammelmöhre, Dickmöhre

■■■ VERWENDETER TEIL/INHALTSSTOFFE: Die Wurzel sowie die Früchte werden als Heilmittel verwendet. Bei den Wirkstoffen des Samens handelt es sich in erste Linie um ätherisches Öl und bei der Wurzel um Provitamin A und Flavonoide.

■■■ HEILWIRKUNG: Das Provitamin A stärkt das Immunsystem und fördert somit den Gesundungsprozess allgemein. Das ätherische Öl fördert vor allem die Verdauung und soll bei Nieren- und Blasenleiden sowie Bauchschmerzen helfen.

■■■ ANWENDUNGSFORM: Die Wurzel lässt sich am besten als gesundes Gemüse begreifen. Sie kann ähnlich wie die Möhre als Rohkost oder auch als Gemüsebeilage, im Auflauf oder Eintopf verwendet werden. Sie schmeckt nach einer Kreuzung aus Petersilienwurzel, Sellerie und Möhre. Auch für sie gilt: mit etwas Fett wie einem Tropfen Öl und einem Stück Wurst im Eintopf ist die Aufnahme des Provitamin A erhöht. Pastinaktee wird aus den Früchten zubereitet. Er fördert die Verdauung, soll die Nieren- und Blasentätigkeit anregen. Auch als Gewürz zum Einlegen von sauren Gurken und Kürbissen wird er wieder neu entdeckt und soll die Bekömmlichkeit erhöhen.

WICHTIGER HINWEIS

Bei empfindlichen Menschen kann das vermehrte Trinken von Pastinaktee zu Hautausschlägen führen, die aber nach dem Absetzen wieder verschwinden.

TEE:

1 Teelöffel Pastinakfrüchte im Mörser zerstoßen. Mit 1 Tasse kochend heißem Wasser übergießen. Etwa 10 Minuten ziehen lassen, dann abseihen. Bei Bedarf täglich 2 bis 3 Tassen trinken.

PASTINAKENROHKOST:

400 g Pastinaken putzen, schälen, waschen und raspeln. 1 Birne waschen, Kerngehäuse entfernen und fein würfeln. 3 Esslöffel Walnusskerne fein hacken. Alles in eine Schüssel geben und vermischen. 100 g Naturjoghurt mit 3 Esslöffeln Olivenöl und 1 Esslöffeln Apfelessig verrühren, mit Zucker, Salz und schwarzem Pfeffer abschmecken. Die Salatsauce unter die Zutaten rühren.

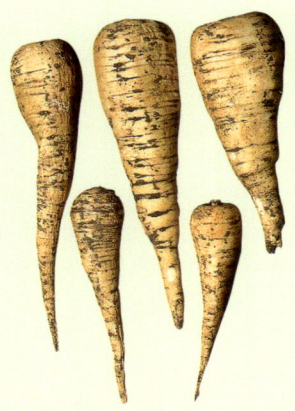

Petersilie

Petroselinum crispum

━━ SYNONYM: Peterle

━━ VERWENDETER TEIL/INHALTSSTOFFE: Es werden die Blätter und Wurzeln der Petersilie verwendet. Bei den Wirkstoffen handelt es sich vor allem um ätherische Öle und Apiol, ein Phenylpropan. Die Blätter sind reich an Vitamin C, Provitamin A und Kalium.

━━ HEILWIRKUNG: Das Apiol hat eine harntreibende und entkrampfende Wirkung. Es fördert die Verdauung und regt den Magen-Darm-Trakt an.

━━ ANWENDUNGSFORM: Das Trinken von Petersilientee wird zum Durchspülen der Nieren empfohlen und verhindert Nierengrieß. Auch bei Appetitlosigkeit kann Petersilientee oder auch -wein die Produktion von Speichel und Magensaft anregen. Als Kompresse soll die Petersilie den Schmerz und das Anschwellen bei einer Verstauchung verhindern. 10 Gramm Petersilie täglich decken den Bedarf an wichtigen Vitaminen.

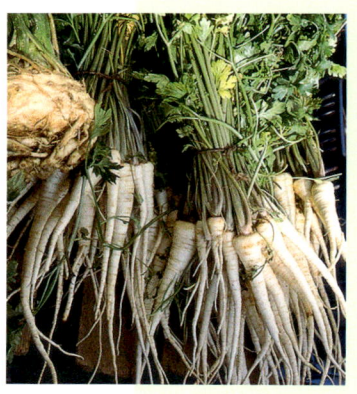

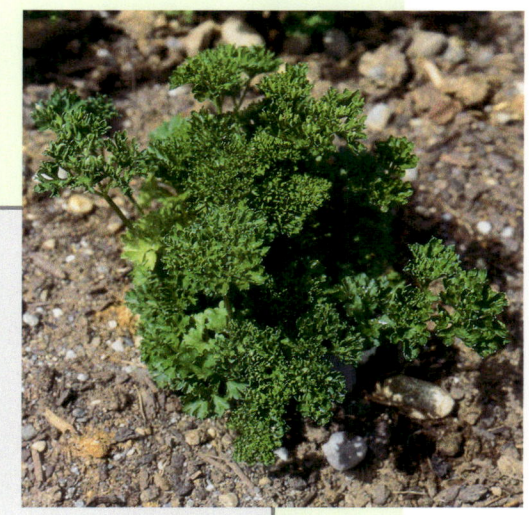

TEE:

2 Teelöffel zerkleinerte Blätter oder Wurzel mit 1 Tasse kochend heißem Wasser übergießen. Zugedeckt 10 bis 15 Minuten ziehen lassen und abseihen. Vor dem Essen trinken. Als Kur mindestens täglich 3 Tassen Tee trinken.

WEIN:

20 g frisches Petersilienkraut zerschneiden, in eine Weinflasche geben und mit 1/2 Liter Rotwein übergießen. Die Flasche verschließen und 10 Tage beiseite stellen, danach durch ein Tuch abseihen. Täglich morgens und abends 1 Likörglas trinken.

KOMPRESSE:

20 g frische zerkleinerte Petersilie unter 1 geschlagenes Eiweiß geben. Das Ganze auf eine Kompresse auftragen und mit einer elastischen Binde die Verstauchung umwickeln.

Quark

■■■ SYNONYME: Schichtkäse, Frischkäse, Topfen

■■■ VERWENDETER TEIL/INHALTSSTOFFE: Quark entsteht durch die Zugabe von Bakterienkulturen und eventuell etwas Lab in lauwarme Milch. Dabei wird der in der Milch enthaltene Milchzucker zu Milchsäure ungewandelt. Diese Milchsäure führt wiederum dazu, dass sich die Milcheiweiße zusammenlagern und eine Gallerte entsteht. Diese wird mit einer Käseharfe zerkleinert. Molke und Bruch trennen sich und die Molke wird abgepresst.

■■■ HEILWIRKUNG: Äußerlich angewandt kühlt Quark. Quark ist besonders reich an Calcium und in Kombination mit seinem niedrigen Kaloriengehalt ein wichtiges Mittel zur Prophylaxe von Osteoporose.

> **TIPP**
>
> Verwenden Sie auf jeden Fall Magerquark. Er wirkt wesentlich besser als Sahnequark.

■■■ ANWENDUNGSFORM: Der regelmäßige Verzehr von Quark sorgt für eine gute Calciumzufuhr. Calcium ist der wichtigste Mineralstoff im Knochenstoffwechsel. Er ist außerdem entscheidend bei der Blutgerinnung. Äußerlich wird Quark als Wickel aufgetragen. Er kühlt und lindert Schwellungen, Rötungen und Spannungen der Haut. Ferner hat er auch eine reinigende und beruhigendende Wirkung auf eine entzündete Haut und bei Akne. Quarkwickel werden bei Halsschmerzen und Brustentzündungen beim Milcheinschuss im Wochenbett empfohlen.

QUARKPACKUNG BEI AUGENLIDENTZÜNDUNGEN:

3 Esslöffel Magerquark mit 1 Esslöffel Milch und einigen Spritzern Zitronensaft verrühren. Die Quarkmischung auf ein warmes, feuchtes Mulltuch geben. Dieses etwa 15 Minuten auf das geschlossene Auge legen. 2-mal täglich anwenden.

QUARKWICKEL:

Magerquark messerrückendick auf die entzündeten Stellen (Brust bei Brustentzündung, Hals bei Halsschmerzen, Ellenbogen bei Tennisarm usw.) streichen. Ein Mulltuch oder ein Küchenhandtuch darüber legen und das Ganze so lange wirken lassen, bis der Quark angetrocknet ist und abbröselt. Diesen Wickel mehrmals am Tag anwenden, bis die Schwellung, Rötung und Hitze nachlässt.

QUARK-EI-MASKE:

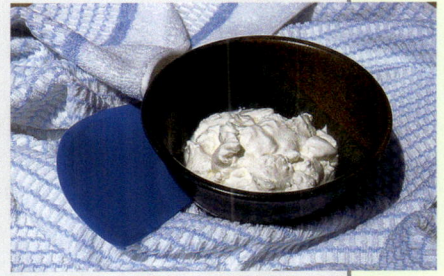

Etwa 100 g Magerquark mit einem Hühnerei vermengen. Diese Mischung als Maske auf das Gesicht streichen: Augenpartie dabei aussparen und nach etwa 15 Minuten mit lauwarmem Wasser abwaschen. Danach das Gesicht mit Feuchtigkeitscreme eincremen.

Quendel

Thymus serpyllum

▬ SYNONYME: Feld- oder Sandthymian, Geißmajoran

▬ VERWENDETER TEIL/INHALTSSTOFFE: Es wird der oberirdische Teil der Pflanze verwendet. Ätherische Öle, Bitter- und Gerbstoffe sind die wichtigsten Inhaltsstoffe des Krautes.

▬ HEILWIRKUNG: Die ätherischen Öle wirken krampflösend und desinfizierend. Die Bitter- und Gerbstoffe regen die Verdauung an und fördern die Produktion von Verdauungssäften.

▬ ANWENDUNGSFORM: Quendeltee lindert Bauchschmerzen, reduziert das Völlegefühl und krampfartige Schmerzen im Oberbauch. Das Gurgeln sowie langsames Trinken in kleinen Schlucken von Quendeltee hilft bei Reiz- und Keuchhusten. Quendeltinktur kann äußerlich angewendet den Schmerz in Rheumagelenken lindern, und ein Fußbad in Quendel belebt Füße nach einem langen Tag auf den Beinen.

TIPP

Quendel, der ein naher Verwandter des Thymians ist, kann als Würze in den Speisen jenen ersetzen.

TEE:

2 Teelöffel getrocknetes Quendelkraut mit 1 Tasse kochendem Wasser übergießen. 10 bis 15 Minuten ziehen lassen und abseihen. Zum Gurgeln kalt werden lassen. Als Hustentee mit Honig süßen.

TINKTUR:

4 Esslöffel getrocknetes Quendelkraut mit 100 ml Schnaps übergießen und etwa 2 Wochen an einem warmen, aber dunklen Ort ziehen lassen. Dann abseihen und in ein dunkles, steriles Fläschchen füllen. Damit die schmerzenden Gelenke mehrmals am Tag einreiben.

FUSSBAD:

5 Esslöffel Quendel mit 2 Esslöffel Rosmarin mischen. Mit kochend heißem Wasser übergießen und 10 Minuten ziehen lassen. Dann zum Wasser ins Fußbad geben. Bei angenehmer Temperatur die Füße 10 bis 20 Minuten darin baden. Die Füße gut abtrocknen und mit einer fetthaltigen Fußcreme eincremen.

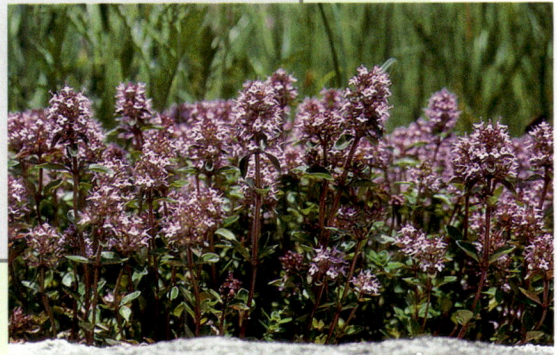

Rettich

Raphanus sativus

▬ SYNONYME: Radi, Bierrrettich, schwarzer Rettich

▬ VERWENDETER TEIL/INHALTSSTOFFE: Es wird die Wurzel als Heilmittel verwendet. Bei den Wirkstoffen handelt es sich um ätherische Öle, Senfölglykoside, Raphanol und Vitamin C.

▬ HEILWIRKUNG: Die schwefelhaltigen ätherischen Öle regen den Gallenfluss an und lassen Entzündungen von Leber und Gallenblase schneller abklingen. Dadurch wird auch der Bildung von Grieß und Gallensteinen vorgebeugt. Die Senfölglykoside sollen auch bei Husten eine schleimlösende und reizstillende Wirkung haben.

▬ ANWENDUNGSFORM: Rettich wird als Heilmittel in Form von Saft oder Sirup verwendet. Um Gallenerkrankungen zu behandeln, muss eine Kur von 4 Wochen durchgeführt werden. Am Tag werden bis zu 4 Gläser Rettichsaft getrunken. Menschen mit empfindlichem Magen sollten zuvor eine Scheibe Weißbrot essen und unter keinen Umständen auf leeren Magen den Saft trinken. Rettichsirup wird bei Husten, insbesondere bei trockenem Husten wie Keuchhusten empfohlen.

> **TIPP**
>
> Auch das regelmäßige, wöchentliche Essen von Rohkost aus Rettich oder Radieschen hat eine Gallenstein vorbeugende Wirkung.

RETTICHSAFT:

Rettich waschen, putzen und mit einer Saftpresse auspressen. Sofort trinken, dann ist der Wirkstoffgehalt am höchsten. Ansonsten den frisch ausgepressten Saft im Kühlschrank lagern.

RETTICHSIRUP:

Rettich waschen, putzen, längs halbieren und aushöhlen. Honig in die Aushöhlungen füllen und mehrere Stunden durchziehen lassen. Den mit Rettichsaft durchzogenen Honig in ein sauberes Marmeladenglas füllen. Davon mehrmals täglich 1 Teelöffel einnehmen.

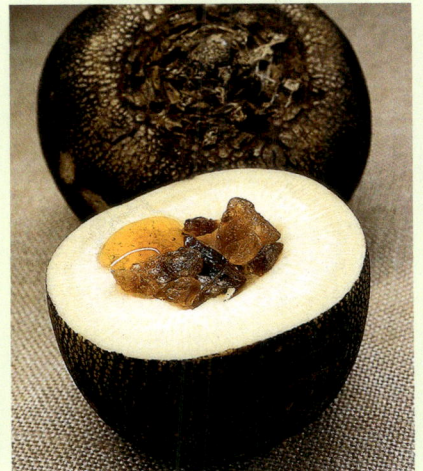

WICHTIGER HINWEIS

Bei Gastritis, Magengeschwür und Gallensteinen sollte man keinen Rettich zu sich nehmen.

Ringelblume
Calendula officinalis

■■■ SYNONYME: Butterblume, Goldblume, Sonnenwendblume

■■■ VERWENDETER TEIL/INHALTSSTOFFE: Es werden die Blüten der Ringelblume verwendet. Der bekannteste Wirkstoff ist das Calendula-Sapogenin, aber auch Saponine, Glykoside, ätherische Öle, Carotinoide, Xanthophylle, Bitter- und Schleimstoffe sind in den Blüten enthalten.

> **TIPP**
>
> Beim Stillen kommt es oft zu Entzündungen der Brustwarzen. Durch das regelmäßige Eincremen mit Ringelblumensalbe bleibt die Brustwarze weich und geschmeidig.

■■■ HEILWIRKUNG: Calendula-Sapogenin wirkt entzündungshemmend. Die Saponine sollen den Blutfettspiegel senken und das Wachstum von Melanomen hemmen. Die ätherischen Öle haben eine antimikrobielle Wirkung, vor allem gegen Pilze und Bakterien. Carotinoide und Xanthophylle erhöhen die Immunabwehr des Körpers.

■■■ ANWENDUNGSFORM: Hauptsächlich verwendet man Ringelblumenblüten äußerlich. Salben werden bei schlecht heilenden Wunden, Nagelbettentzündungen und Unterschenkelgeschwüren verwendet, Umschläge bei Verstauchungen und Verrenkungen, ebenso wie bei Abszessen, Quetsch- und Brandwunden. Innerlich als Tee werden Ringelblumen bei Gallenbeschwerden sowie leichten Magenkrämpfen und Regelschmerzen empfohlen. Aufgrund ihrer ansprechenden Farbe werden die Blüten auch vielen Teemischungen beigefügt. Der Tee ist gut zum Gurgeln bei Entzündungen der Mundschleimhaut.

TEE:

1 Teelöffel Ringelblumenblüten mit 1 Tasse kochend heißem Wasser übergießen und nach 10 Minuten abseihen. 3 Tassen über den Tag verteilt trinken. Abgekühlt als Gurgelwasser verwenden.

RINGELBLUMENMILCH:

1 Teelöffel Ringelblumenblätter mit 1 Teelöffel Gänsefingerkraut und 1 Teelöffel Frauenmantelblättern mischen. Mit 1 Tasse Milch erhitzen, 5 Minuten ziehen lassen, dann abseihen. Mit Honig süßen und mit Zimt abschmecken. Hilft insbesondere bei Menstruationsbeschwerden.

RINGELBLUMENBUTTER/-SALBE:

2 Hand voll frische Ringelblumenblüten zerquetschen. Mit 50 g Butter im Wasserbad unter ständigem Rühren 20 Minuten ziehen lassen, dann durch ein Mulltuch abseihen und auskühlen lassen. In ein hygienisch reines Gefäß geben und im Kühlschrank lagern. Etwa 1/2 Stunde vor dem Auftragen aus dem Kühlschrank nehmen.

UMSCHLAG:

2 Esslöffel Blüten mit 1 Tasse kochend heißem Wasser übergießen und 10 Minuten ziehen lassen. Ein Leinentuch damit tränken und die verletzten Stellen umwickeln. Ein Handtuch darüber schlagen und so lange liegen lassen, bis das Tuch kalt ist. Mehrmals täglich wiederholen.

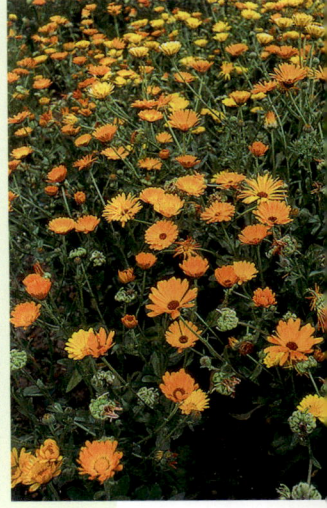

Rizinus

Ricinus communis

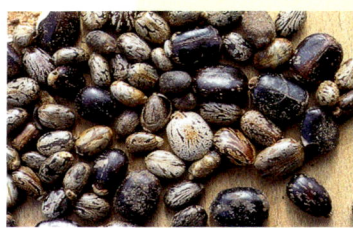

■ SYNONYM: Wunderbaum

■ VERWENDETER TEIL/INHALTSSTOFFE: Es werden die Samen des Rizinus verwendet. Je nach Klima ist er als Baum, Strauch oder einjähriges Kraut bekannt. Die Samen enthalten Rizinusöl, das durch Kalt- oder Heißpressung gewonnen wird.

■ HEILWIRKUNG: Rizinusöl hat eine stark abführende Wirkung. Äußerlich wird es angewandt, um Hornhaut oder Schuppen von der intakten Haut zu lösen, da es sehr gut in die Zwischenräume eindringt.

■ ANWENDUNGSFORM: Rizinusöl ist zwar ein natürliches, aber äußerst wirksames Abführmittel. Es wird im Unterschied zu den anderen abführenden Hausmitteln eher bei akuter und nicht bei chronischer Verstopfung empfohlen. Je nach Dosierung und Veranlagung wirkt es nach 2 bis 8 Stunden mit einer mehr oder weniger starken Darmentleerung, so dass die Toilette im eigenen Interesse nicht allzu weit weg vom Aufenthaltsort sein sollte. Äußerlich wird das Öl bei Schuppen, trockenen Hautausschlägen oder auch bei extremer Verhornung von Füßen empfohlen.

WICHTIGER HINWEIS

Schwangere und Kinder unter 12 Jahren sowie Menschen mit chronischer Verstopfung oder Darmverschluss sollten auf Rizinusöl verzichten. Rizinus wird aber durchaus vor der Geburt eingesetzt, damit sich der Darm entleert und die Geburt einfacher abläuft. Dies sollte aber mit der Hebamme besprochen und nicht eigenständig eingesetzt werden.

ÖL BEI OBSTIPATION:

1 bis 2 Esslöffel Rizinusöl einnehmen. Danach 1 Scheibe Brot essen oder 1 Bonbon lutschen, um den Geschmack zu neutralisieren. Nach etwa 2 Stunden wirkt das Öl.

RIZINUS-AVOCADO-ÖL:

1 Teelöffel Rizinusöl mit 1 Teelöffel Avocadoöl und 1 Esslöffel Sojaöl mischen. Mit einem kleinen Pinsel das Öl wöchentlich auf spröde Finger- und Fußnägel streichen. Verleiht ihnen Glanz und macht sie fest.

RIZINUS-SESAM-ÖL:

1 Teelöffel Rizinusöl mit 2 Esslöffeln Sesamöl mischen. Die Füße nach einem Fußbad und dem anschließenden Entfernen der Hornhaut mit Bimsstein mit dem Öl einreiben. Es reduziert die Bildung von Hornhaut.

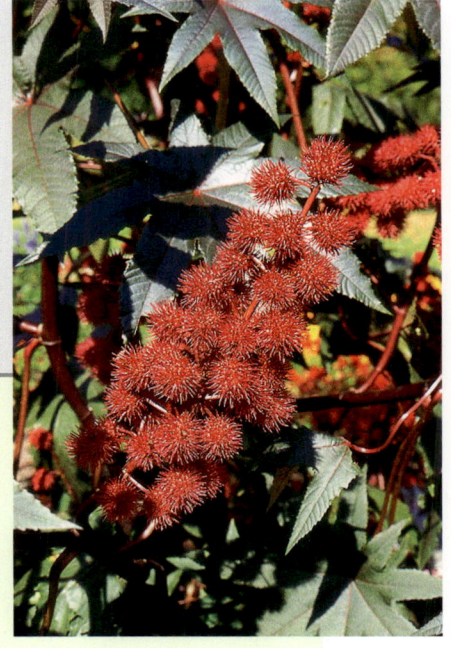

Rose

Rosa gallica, Rosa centifolia

■■■ SYNONYME: Essigrose, Hundertblättrige Rose

■■■ VERWENDETER TEIL/INHALTSSTOFFE: Es werden die Blüten der Rose verwendet. Bei den Wirkstoffen handelt es sich vor allem um Anthocyane, ätherische Öle und Gerbstoffe.

■■■ HEILWIRKUNG: Die ätherischen Öle wirken leicht entzündungshemmend, schleimlösend und entkrampfend. Die Gerbstoffe wirken leicht zusammenziehend und trocknend.

■■■ ANWENDUNGSFORM: Gurgellösungen aus Rosenblättern lindern leichte Entzündungen im Mund- und Rachenraum. Als Tee werden Rosenblätter bei Erkältungen und leichten Durchfällen empfohlen. Rosenöl sowie auch mit Rosenblättersud getränkte Umschläge werden zur äußeren Anwendung bei Kopfschmerzen oder kleineren Wunden angewendet.

TIPP

Rosenessig wird übrigens im Morgenland schon lange als Pflegemittel eingesetzt. Dafür wird anstelle von Öl Obstessig auf die Rosenblätter gegossen. Rosenessig ist eher etwas für Menschen mit Mischhaut oder fettiger Haut und schützt den natürlichen Säuremantel, der durch ständiges Duschen und Baden zerstört werden kann.

TEE:

2 gehäufte Teelöffel getrocknete Rosenblüten mit 1 Tasse kochend heißem Wasser übergießen und nach 10 Minuten abseihen. Abgekühlt eignet sich der Tee auch als Gurgellösung.

UMSCHLAG:

5 Esslöffel Rosenblüten mit 1 Tasse kochend heißem Wasser übergießen und 10 Minuten ziehen lassen. Ein Leinentuch mit dem Sud tränken und auf leichte Wunden oder auf die Stirn legen. So lange liegen lassen, bis das Tuch kalt ist. Mehrmals täglich wiederholen.

ROSENÖL:

1 Hand voll frisch gepflückte Rosenblütenblätter mit einer Küchenschere zerschneiden und in ein Gefäß geben. 1/4 Liter Olivenöl darüber gießen und das Ganze an einem sonnigen Ort 1 Woche stehen lassen. Dann abseihen und das Öl in einer dunklen, verschließbaren Flasche aufbewahren. Damit die Schläfen bei Kopfschmerzen einmassieren und kleinere Wunden einreiben.

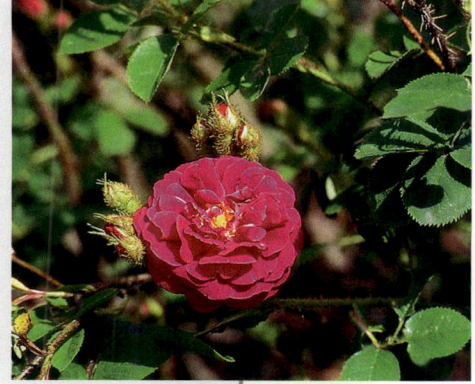

Rosmarin

Rosmarinus officinalis

▬ SYNONYM: Marienkraut

▬ VERWENDETER TEIL/INHALTSSTOFFE: Es werden die nadelförmigen Blätter des Rosmarin verwendet. Bei den Wirkstoffen handelt es sich um ätherisches Öl, Gerb- und Bitterstoffe, Flavonoide, Triterpensäure sowie Triterpenalkohol.

▬ HEILWIRKUNG: Das ätherische Öl regt das zentrale Nervensystem an und fördert die Durchblutung. Rosmarin wirkt krampflösend, bakterizid und virenhemmend.

▬ ANWENDUNGSFORM: Das Trinken von Rosmarintee eignet sich hervorragend bei Verdauungsbeschwerden. Es lockert Magenkrämpfe und hilft bei Darm- und Gallenstörungen. Rosmarin soll ebenfalls Frauenleiden wie Menstruationsprobleme, Ausfluss oder nervliche Probleme während des Klimakteriums lindern. Äußerlich angewandt wird Rosmarinöl bei Erschöpfungszuständen in Form eines Bades oder einer Massage. Es fördert die Durchblutung der Haut, nimmt den Schmerz bei Verstauchung und Zerrung, bringt den Kreislauf auf Trab und hilft bei Rheuma.

WICHTIGER HINWEIS

Rosmarinöl, -tee und -wein sollten während der Schwangerschaft nicht eingenommen werden. Sie können Wehen auslösen.

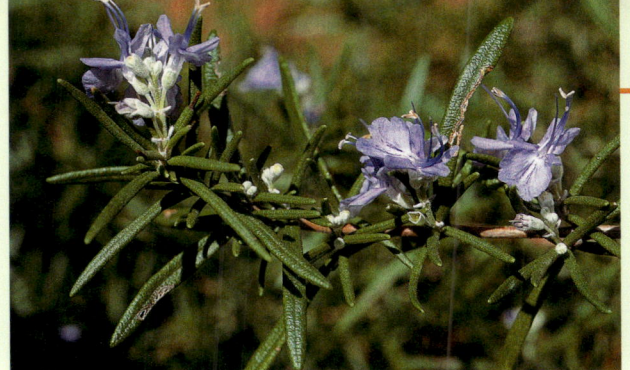

TEE:

1 Teelöffel zerkleinerte Rosmarinnadeln mit 1 Tasse kochend heißem Wasser übergießen. Zugedeckt 10 Minuten ziehen lassen und abseihen. Etwa 3 Tassen Tee täglich trinken.

WEIN:

20 g frische Rosmarinnadeln fein hacken und in eine Weinflasche geben. Mit 1 Liter leichtem Weißwein übergießen. Die Flasche verschließen und 1 Woche stehen lassen. Danach durch ein Tuch abseihen. Täglich morgens und mittags 1 Likörglas trinken.

VOLLBAD:

50 g frische Rosmarinnadeln mit 1 Esslöffel Olivenöl in 1 Liter Wasser zum Kochen bringen und 20 Minuten ziehen lassen. Dann abseihen und den Sud zum Vollbad geben. Das Bad aufgrund seiner anregenden Wirkung nicht vor dem Schlafgehen nehmen.

Rosskastanie

Aesculus hippocastanum

■ SYNONYME: Pferdekastanie, Drusenkesten

■ VERWENDETER TEIL/INHALTSSTOFFE: Es werden in der Regel die Samen, selten die Blätter, Blüten und Rinden des Kastanienbaums verwendet. Die bekanntesten Wirkstoffe sind Aesculus-Saponine, Gerbstoffe und Flavonglykoside.

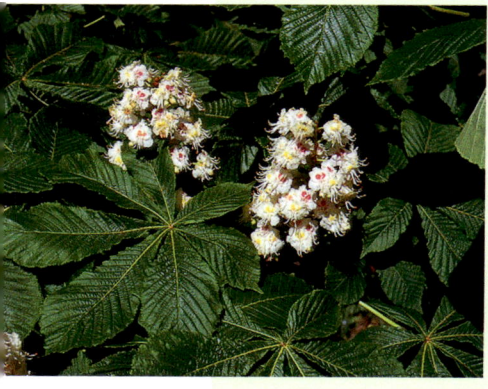

■ HEILWIRKUNG: Die Wirkstoffe haben einen starken Einfluss auf die Blutgefäße, insbesondere auf die Venen. Sie wirken krampflösend und schmerzlindernd.

■ ANWENDUNGSFORM: Das Einreiben mit Rosskastanientinkturen oder das Auflegen eines Umschlages mit Rosskastanienbrei soll Venenleiden und Rheuma lindern. Auch bei Magen- und Darmbeschwerden soll ein solcher Umschlag helfen. Auf erhärtete Brüste wird der Brei ebenfalls aufgetragen und soll die Entzündung schneller abheilen lassen. Ein Sitzbad in Rosskastaniensud hilft gegen Hämorrhoiden. Rosskastanienblättertee wird gerne als Husten lösender Tee empfohlen.

WUSSTEN SIE ...

Der Aberglaube sagt, dass das Tragen von 3 Rosskastanien in der Jackentasche vor jeglichen Krankheiten schützt.

TEE:

1 gehäuften Teelöffel getrocknete Rosskastanienblätter mit 1 Tasse kochend heißem Wasser übergießen, 10 Minuten ziehen lassen und abseihen. Mit Honig süßen.

SITZ-/FUSSBAD:

2 gehäufte Esslöffel Kastanienmehl und zerstoßene Kastanienblätter mit 1/4 Liter kochend heißem Wasser übergießen, 10 Minuten ziehen lassen und abseihen. In eine Sitzwanne geben und darin 10 Minuten baden. Als Fußbad 1 Esslöffel Thymianblätter hinzugeben.

TINKTUR:

2 gehäufte Esslöffel Kastanienmehl und 2 Esslöffel zerstoßene Kastanienblätter mit 100 ml Schnaps aufgießen, gut verschlossen 2 Wochen stehen lassen, dann abseihen. In ein dunkles, steriles, verschließbares Fläschchen füllen. Gelenke, Unterschenkel und den Oberkörper je nach Anwendung damit einreiben.

BREI:

Rosskastanienmehl zu gleichen Teilen mit Weizenmehl mischen, dann den Essig hinzugeben und das Ganze zu einem Brei mit pastenähnlicher Konsistenz verrühren. Diesen auf die entsprechenden Stellen auftragen oder dünn auf ein Mulltuch aufstreichen und damit die schmerzenden Körperpartien umwickeln.

Salbei

Salvia officinalis

■ SYNONYME: Griechischer Tee, Zahnblatt

■ VERWENDETER TEIL/INHALTSSTOFFE: Es werden die Blätter des Salbeis verwendet. Das Wirkstoffspektrum der Blätter ist groß. Ätherische Öle, Salvin, Cirsimaritin und Rosmarinsäure sind die wichtigsten Inhaltsstoffe.

■ HEILWIRKUNG: Salvin und Cirsimaritin töten Bakterien ab. Rosmarinsäure wirkt entzündungshemmend. Die ätherischen Öle hemmen die Schweißabsonderung, indem sie das Wärmeregulationszentrum im Gehirn beeinflussen.

■ ANWENDUNGSFORM: Salbeitee reguliert die Schweißbildung. Schweißausbrüche bei psychischem Stress, bei Angst oder in den Wechseljahren kann man durch das Trinken von 2 Tassen Salbeitee am Tag reduzieren. Das Gurgeln hilft auch bei Entzündungen im Mund-Rachen-Raum. Ob einfache Zahnfleischentzündungen oder ein leichter Husten, eine schwere Mandelentzündung oder Entzündungen der Schleimhäute durch die aggressive Bestrahlung als Nachbehandlung eines bösartigen Tumors, die Inhaltsstoffe des Salbeis töten die krankmachenden Keime für den Körper schonend ab. Zusätzlich wirken sie schleimlösend, ohne dabei die Schleimhäute auszutrocknen. Das Lutschen von Salbeibonbons schafft bei Heiser-

---

WICHTIGER HINWEIS

Die Tagesdosis von 6 g sollte nicht überschritten werden.
Stillende, Schwangere und Personen, die unter einem zu niedrigen Blutdruck leiden, sollten auf das regelmäßige Trinken von Salbeitee verzichten.

keit Abhilfe. In der Frauenheilkunde wird Salbeitee zum Abstillen empfohlen, denn es reduziert die Milchbildung. Gerade bei jungen Mädchen setzt die Monatsblutung verzögert ein und das Warten ist mit krampfartigen Schmerzen verbunden, hier soll Salbeitee ebenfalls Abhilfe schaffen.

Tee:

2 Teelöffel getrocknete oder frische Salbeiblätter mit 1 Tasse kochend heißem Wasser übergießen, 10 Minuten ziehen lassen und abseihen. 2 bis 3 Tassen über den Tag verteilt trinken. Abgekühlt als Gurgellösung anwenden.

Heisse Milch mit Salbei:

1 Teelöffel getrocknete oder frische Salbeiblätter mit 1 Tasse Milch aufkochen, 3 Minuten ziehen lassen und abseihen. 2 bis 3 Tassen von der heißen Milch über den Tag verteilt trinken. Dieses Getränk empfiehlt sich besonders bei Husten. Abends unterstützt die Milch das Einschlafen.

Salbeibonbons:

200 g Zucker im Topf schmelzen, bis er dickflüssig ist, aber aufpassen, dass er nicht zu braun wird. 20 fein gehackte Salbeiblätter hinzufügen und unterrühren. Die Zuckermasse als kleine Häufchen auf eingefettetes Pergamentpapier setzen und erkalten lassen.

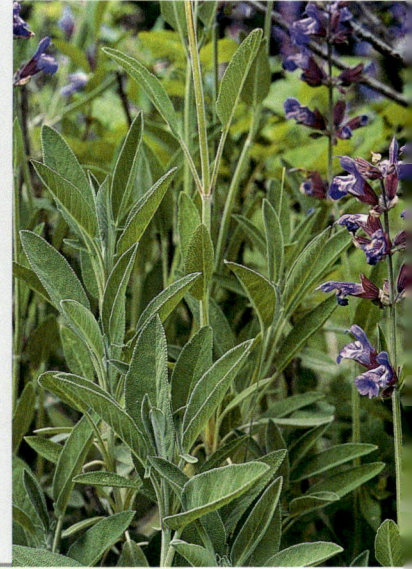

Salz

▬▬ SYNONYME: Heilsalz, Meersalz, Himalajasalz

▬▬ VERWENDETER TEIL/INHALTSSTOFFE: Salz besteht aus Natrium und Chlorid. Daneben kann Salz auch weitere Mineralstoffe und Spurenelemente wie Jod, Magnesium, Brom und andere anorganische Stoffe enthalten.

▬▬ HEILWIRKUNG: Salz bindet Wasser und es hat eine desinfizierende und reinigende Wirkung. Die menschlichen Körpersäfte enthalten ebenfalls alle Salz. Durch das Anreichern von Wasser mit Salz lässt sich entweder eine zur Körperflüssigkeit isotone, hypotone oder hypertone Lösung herstellen. Isotone werden bei Transfusionen eingesetzt. Hypotone löschen den Durst und hypertone Lösungen entziehen dem Körper Wasser und werden in der Regel als Arzneimittel nicht getrunken, sondern nur zur äußerlichen Behandlung angewendet.

▬▬ ANWENDUNGSFORM: Inhalieren, Spülen der Nase oder Gurgeln mit Salzwasser wird bei Erkältungen angewandt. Es wirkt leicht desinfizierend, befeuchtend und damit reizlindernd. Auch Salzwasserbad wird empfohlen. Auf diese Weise kann dem Körper überschüssiges Wasser, z.B. während der Schwangerschaft, kurzfristig entzogen werden. Aber auch Schorf und Schuppen werden durch Salzwasser besser von der Haut gelöst. Mit etwas Salz auf der Zahnbürste kann man die Zähne reinigen.

INHALIEREN MIT SALZWASSER:

2 bis 3 Esslöffel Salz in 2 Liter heißem Wasser auflösen, in eine breite Schüssel füllen und den Kopf mit einem großen Badetuch abgedeckt darüber beugen. 10 bis 20 Minuten inhalieren. Hilft bei grippalen Infekten mit Kopfschmerzen und verstopfter Nase.

GURGELLÖSUNG/NASENSPÜLUNG:

1 gehäuften Teelöffel Salz in 1 Liter lauwarmem Wasser auflösen. Mit der Nasendusche oder mit einer kleine Kanne das Salzwasser vorsichtig in ein Nasenloch laufen lassen. Hilft bei verstopfter Nase. Auch bei Heuschnupfen und anderen Pollenallergien soll die Nasenspülung eine kurzfristige Linderung verschaffen. Mit diesem konzentrierten Salzwasser können Sie auch bei Halsschmerzen gurgeln.

VOLLBAD:

Meistens wird hier Salz vom Toten Meer oder Badesalz empfohlen. Theoretisch können Sie auch Haushaltssalz verwenden. Geben Sie 300 bis 500 g Salz in das warme Wasser eines Vollbades. Baden Sie darin 20 Minuten und duschen Sie sich danach gründlich mit klarem Wasser ab.

TIPP

Viele, insbesondere junge Frauen, leiden unter einem zu niedrigen Blutdruck, da sie sowohl zu wenig Salz essen als auch Wasser trinken – aus Angst, dass das Salz den Blutdruck in die Höhe treibt. Es gibt aber nur wenige Hypertoniker, die wirklich natriumsensitiv sind, d. h. bei denen der Salzkonsum eingeschränkt werden sollte.

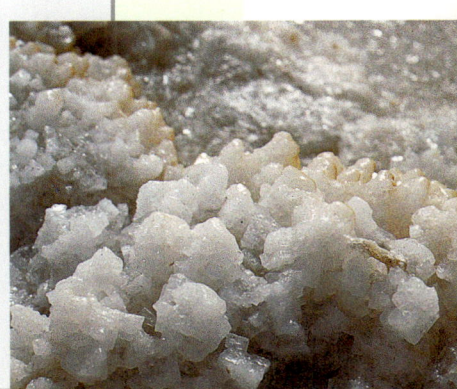

Sanddorn

Hippophae rhamnoides

▬▬ SYNONYME: Dünendorn, Weidendorn, Fasanenbeere

▬▬ VERWENDETER TEIL/INHALTSSTOFFE: Es werden die Früchte des Sanddorns verwendet. Die Wirkstoffe sind Vitamin C, Mineralstoffe und Flavonoide sowie fettes Öl in den Samen der Früchte.

▬▬ HEILWIRKUNG: Das Vitamin C stärkt die Abwehrkräfte und die Wundheilung und wird bei Fieber vom Körper in größeren Mengen gebraucht. Die Flavonoide wirken entzündungshemmend und antibiotisch. Das Öl wird bei Hauterkrankungen empfohlen.

▬▬ ANWENDUNGSFORM: Sanddornsaft wird vorbeugend und als Erkältungssaft empfohlen. Esslöffelweise wird er in der erkältungsreichen Zeit insbesondere Kindern verabreicht. Das regelmäßige Essen von Sanddornmarmelade erhöht die Abwehrkräfte und kann somit Erkältungen verhindern. Das Öl hat einen hohen Anteil an essentiellen Fettsäuren, Vitamin E, ß-Carotin und Palmitoleinsäure und wird daher bei trockener Haut und starker Schuppenbildung empfohlen. Es schützt vor UV-Strahlung und fördert die Wundheilung.

WUSSTEN SIE ...

Sanddornbeeren im Herbst während Ihres Urlaubes an der See nicht pflücken, sondern mit einer Schere abschneiden und in ein Tuch fallen lassen. Ansonsten werden die reifen Früchte zu stark zerquetscht.

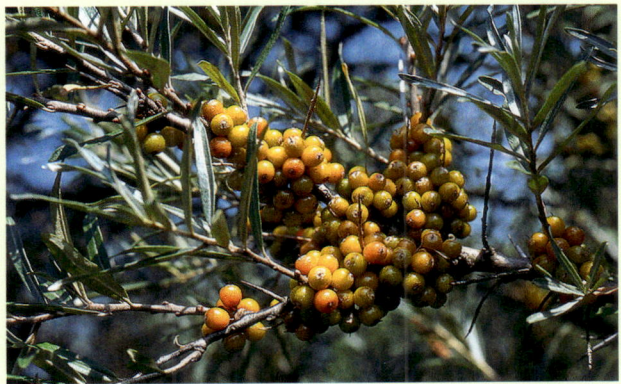

Sirup:

500 g Sanddornfrüchte waschen, halbieren und in 250 ml Wasser über Nacht quellen lassen. Die Mischung einmal aufkochen und dann durch ein Sieb streichen. Nach Belieben mit Honig oder Birnendicksaft süßen. Den Sirup in ein steriles, gut verschließbares Glas füllen. Im Kühlschrank aufbewahren und täglich 1 Esslöffel einnehmen.

Marmelade:

500 g quellen lassen und kochen wie bei dem Sirup. Das Fruchtmus mit 200 ml Sanddornsaft, den Saft von 1 Zitrone und 750 g Gelierzucker aufkochen. Die Marmelade in sterile Gläser füllen und täglich aufs Brot streichen oder unter den Joghurt rühren.

Sauerkraut

■■■ SYNONYME: keine

■■■ VERWENDETER TEIL/INHALTSSTOFFE: Es handelt sich um gesäuerten Weiß- bzw. Spitzkohl. Die Kohlblätter werden fein gehobelt und unter Zugabe von Salz unter Druck gereift. Dabei entstehen Milchsäurebakterien. Bei den Wirkstoffen handelt es sich vor allem um Milchsäure und deren Bakterienkultur sowie um Vitamin C und B-Vitamine.

■■■ HEILWIRKUNG: Das Vitamin C stärkt die Abwehrkräfte des Körpers. Neu entdeckt sind von finnischen Ernährungswissenschaftlern die krebshemmenden Isothiocyanate, die bei der Vergärung des Kohls zu Sauerkraut entstehen. Sauerkraut gilt als immunstimulierend und verdauungsregulierend.

TIPP

Achten Sie beim Kauf von Sauerkraut darauf, ob es erhitzt worden ist. Durch das Erhitzen werden wichtige Inhaltsstoffe zerstört und seine Wirksamkeit wird dadurch eingeschränkt.

■■■ ANWENDUNGSFORM: Sauerkrautsaft auf nüchternen Magen hilft bei Verstopfung und bringt bei regelmäßiger Anwendung den Darm auf Trab. Der regelmäßige Konsum von rohem Sauerkraut stärkt die Abwehrkräfte des Körpers und kann somit Erkältungen und andere leichte Infekte verhindern.

SAUERKRAUTKUR:

Über einen Zeitraum von 3 bis 4 Wochen müssen täglich 200 bis 300 g rohes Sauerkraut verzehrt werden. Wichtig ist, dass man das Sauerkraut nicht erhitzt bzw. auch kein bereits erhitztes Sauerkraut verwendet. Um die Kur erträglicher zu machen, kann man natürlich das Sauerkraut mit anderen Lebensmitteln mischen und als Rohkost, Saft oder auch in heiße Brühe eingerührt essen.

SAUERKRAUTSAFT:

Bei akuter Verstopfung ist es wichtig, dass man den Sauerkrautsaft auf nüchternen Magen trinkt. Meist reicht ein kleines Glas schon aus.

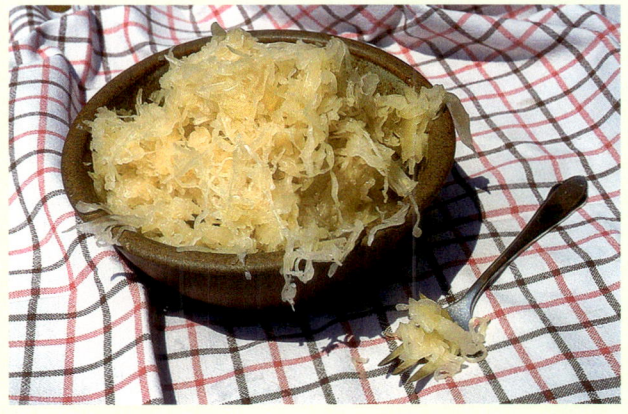

Schafgarbe

Achillea millefolium

■ SYNONYME: Judenkraut, Grillenkraut, Gänsezungen

■ VERWENDETER TEIL/INHALTSSTOFFE: Es werden Blüten und Blätter der Schafgarbe verwendet. Sie enthalten als Wirkstoffe vor allem ätherische Öle, Bitter- und Gerbstoffe, Flavonoide, Salicylsäure und Sesquiterpene sowie Kalium.

■ HEILWIRKUNG: Die ätherischen Öle lindern Darmkrämpfe und Bauchschmerzen und wirken entzündungshemmend. Die Flavonoide haben eine antibiotische Wirkung. Salicylsäure lindert Schmerzen und Sesquiterpene sowie Kalium reduzieren die Ödembildung.

■ ANWENDUNGSFORM: Schafgarbentee löst Unterleibskrämpfe, die durch die Regel oder falsches Essen bedingt sind. Kurmäßiges Trinken des Tees wirkt entwässernd und beugt Ödemen vor. Die Kur wird oft auch Gichtkranken empfohlen. Ferner soll ein Tee aus Schafgarbe die Durchblutung anregen. Äußerlich angewendet als Umschlag hilft Schafgarbe bei leichten Verbrennungen, offenen Wunden und unterstützt den Heilungsprozess. Ein Sitzbad soll bei Hämorrhoiden helfen und ein Fußbad die Durchblutung fördern und damit Venenleiden lindern. Ein Vollbad soll eine krampflösende Wirkung haben und wohltuend bei Rheuma-, Gicht- und Nervenschmerzen wirken.

> **WICHTIGER HINWEIS**
>
> Bei einigen Menschen löst bereits der Hautkontakt mit Schafgarbe eine lokale allergische Reaktion aus. Diese Personen sollten auf Schafgarbe als Hausmittel in jeglicher Form verzichten.

TEE:

1 Teelöffel Schafgarbe mit 1 Tasse heißem Wasser übergießen, etwa 10 Minuten ziehen lassen und abseihen. Davon nicht mehr als 2 Tassen am Tag trinken. Eine Kur mit Schafgarbe sollte 6 Wochen lang durchgeführt werden und dann sollte eine 4-wöchige Pause eingelegt werden.

TEEMISCHUNG ZUR VERBESSERUNG DER DURCHBLUTUNG:

2 Teelöffel Schafgarbe mit 1 Teelöffel Weißdorn mischen. Die Heilpflanzenmischung mit 1/4 Liter kochend heißem Wasser übergießen. 15 Minuten ziehen lassen und abseihen. Lauwarm trinken.

UMSCHLAG:

1 Handvoll Schafgarbe mit 1/2 Liter kochend heißem Wasser übergießen. Ein Leinentuch oder Mulltuch mit dem Sud tränken und warm auf die Wunden legen.

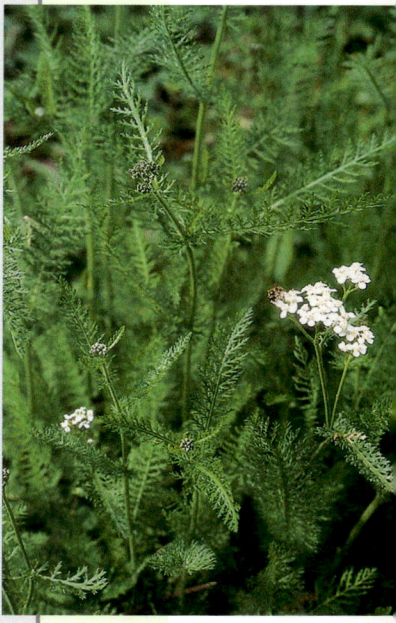

BAD:

Für ein Sitz- oder Fußbad 1 Hand voll Schafgarbe mit 1/2 Liter kochend heißem Wasser übergießen und ein paar Stunden stehen lassen. Den Sud abseihen und zum heißen Badewasser geben. Für ein Vollbad die doppelte Menge verwenden, daarin 10 Minuten baden.

Schafwolle

Auch wenn es selten vorkommt: Menschen, die auf Schafwolle mit einem Hautausschlag reagieren, sollten erst einmal eine gesunde Stelle mit der Heilwolle in Berührung bringen, um zu sehen, ob der Körper negativ darauf reagiert. Bei vielen Menschen kommt es aber bei Wolle nur zu Ausschlägen, weil das Produkt zu grob in der Faser ist. Heilwolle ist ganz weich und fein strukturiert.

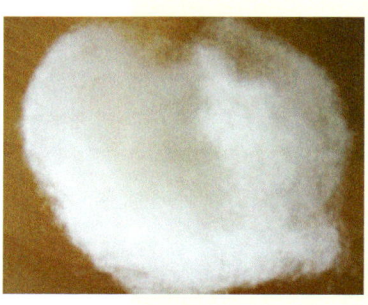

SYNONYM: Heilwolle

VERWENDETER TEIL/INHALTSSTOFFE: Es handelt sich um naturbelassene Schafwolle, die nur mit Wasser gewaschen wurde. Daher hat sie einen hohen Lanolingehalt. Lanolin ist das natürliche Wollfett.

HEILWIRKUNG: Das Wollfett, kombiniert mit der großen Oberfläche durch die feinen Faserenden der Schafwolle, belüftet die Haut optimal und regt vermutlich den Selbstheilungsprozess des Körpers an.

ANWENDUNGSFORM: Bei verspannter Nackenmuskulatur, Bandscheibenproblemen oder Hexenschuss, bei Ohrenschmerzen, entzündeten Brustwarzen, offenen Beinen oder wunden Popos bei Babys wird die Schafwolle auf die entsprechenden Stellen gelegt. Auch bei Bronchitis soll eine Auflage im Brust- und Rückenbereich die Schmerzen lindern. Bei Magen-Darm-Krämpfen und Dreimonatskoliken bei Säuglingen soll eine gute Lage Schafwolle auf den Bauch gelegt ebenfalls eine Linderung schaffen.

EINLAGE, AUFLAGE BEI NÄSSENDEN WUN-
DEN:

Passend zur Größe der Wunde von dem Schaf-
vlies ein dünnes Stück abtrennen und dies auf
die wunden Stellen legen. Zuvor die wunden
Stellen nicht eincremen. Je nach Feuchtigkeits-
abgabe der Wunde die Schafwolle alle 3 bis 6
Stunden wechseln und aus hygienischen Grün-
den wegwerfen.

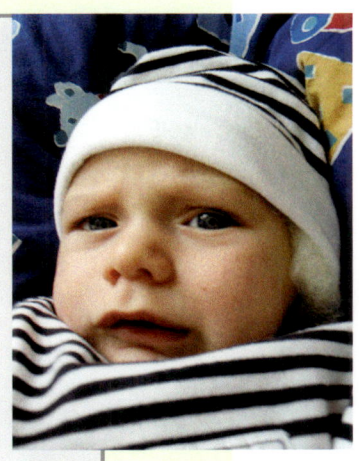

AUFLAGE BEI INNEREN ERKRANKUNGEN:

Die Schafwolle ebenfalls in passender Größe
vom Vlies reißen und auf die entsprechenden
Stellen legen: bei Bronchitis auf Brust und Rücken, bei
Rückenproblemen im Rückenbereich, bei Bauchschmerzen auf den Bauch. Entweder durch das Tragen eines eng
anliegenden T-Shirts fixieren oder mit einem Mullwickel
locker umwickeln. Morgens und abends die Schafwolle
wechseln. Gut gelüftet kann sie wieder verwendet werden.
Oft ist auch schon ein Zeitraum von 20 Minuten ausreichend, um eine therapeutische Wirkung zu erzielen.

OHRENBAUSCH:

Bei Ohrenschmerzen kann, ähnlich wie mit Watte, ein
lockeres Kügelchen geformt und dieses in den Ohrgang
eingeführt werden. Es sollte mindestens 2- bis 4-mal täglich gewechselt werden.

Schlehdorn

Prunus spinosa

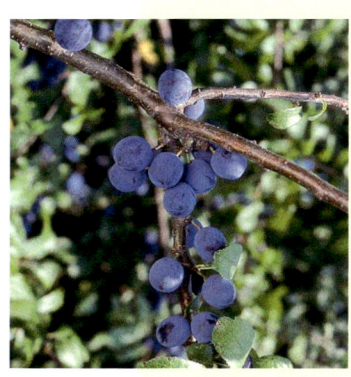

SYNONYME: Schlehe, Schwarzdorn

VERWENDETER TEIL/INHALTSSTOFFE: Es werden die Blüten und Früchte des Schlehdorns verwendet. Die Wirkstoffe der Blüte sind Amygdalin, Cumarinderivate und Flavonglykoside. Die Früchte enthalten Gerbstoffe, Vitamin C, Amygdalin und Fruchtsäuren.

HEILWIRKUNG: Amygdalin, Cumarinderivate und Flavonglykoside haben eine leicht abführende und harntreibende Wirkung. Das Vitamin C der Früchte stärkt die Abwehrkräfte und die Wundheilung und wird bei Fieber vom Körper in größeren Mengen gebraucht.

ANWENDUNGSFORM: Tee aus Schlehdornblättern wird als leichtes Abführmittel, bei Nierensteinen, Husten und verzögerter, schmerzhafter Menstruationsblutung empfohlen. Aus den Früchten wird Marmelade, Mus oder Saft zubereitet. Regelmäßig gegessen bzw. getrunken stärkt er die Abwehrkräfte des Körpers.

WUSSTEN SIE ...

Rohe Schlehenfrüchte sind in größeren Mengen verzehrt giftig, denn Amygdalin ist ein Blausäurederivat und damit für den Menschen in höherer Konzentration giftig. Durch das Kochen allerdings wird das Amygdalin zerstört. Die Früchte werden erst nach dem ersten Frost genießbar.

TEE:

2 Teelöffel Schlehdornblätter mit 1 Tasse kochend heißem Wasser übergießen. Etwa 10 Minuten ziehen lassen und dann abseihen. Nach Belieben mit Honig und Zitronensaft abschmecken. Nicht mehr als 2 Tassen am Tag davon trinken.

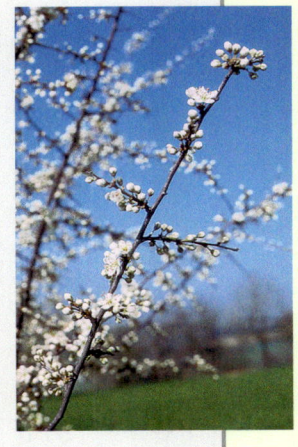

SIRUP:

500 g Schlehdornfrüchte waschen, halbieren und in 500 ml Wasser über Nacht quellen lassen. Die Mischung einmal aufkochen lassen und dann durch ein Sieb streichen. Nach Belieben mit Honig oder Birnendicksaft süßen. Den Sirup in ein steriles, gut verschließbares Glas füllen. Im Kühlschrank aufbewahren und täglich 1 Esslöffel einnehmen.

MARMELADE:

500 g Schlehdornfrüchte waschen, halbieren und in 250 ml Wasser über Nacht quellen lassen. Die Mischung einmal aufkochen lassen und dann durch ein Sieb streichen. Das Fruchtmus mit 500 ml Weißwein und 750 g Gelierzucker aufkochen. Die Marmelade in sterile Gläser füllen und täglich aufs Brot streichen oder unter den Joghurt rühren.

Schlüsselblume

Primula veris

■ SYNONYME: Primel, Himmelsschlüssel

■ VERWENDETER TEIL/INHALTSSTOFFE: Es werden die Wurzel und Blüte als Arzneimittel verwendet. Saponine sind neben Flavonoiden, ätherischem Öl, Gerbstoffen und Kieselsäure die wichtigsten Inhaltsstoffe der Schlüsselblume.

■ HEILWIRKUNG: Die Saponine reizen die Magenschleimhaut und regen den Reflux, gesteuert durch das unwillkürliche Nervensystem, an. Es wird dadurch die Produktion von Sekreten in der Lunge erhöht und der Auswurf gefördert.

■ ANWENDUNGSFORM: Tee aus Schlüsselblumen wird vor allem bei Erkältungen mit trockenem Husten verwendet. Aber auch bei Gicht, Rheuma, Migräne und Herzschwäche sowie bei Schlaflosigkeit und Angstzuständen wird ein Tee aus Schlüsselblumen empfohlen.

WICHTIGER HINWEIS

Bei einigen Menschen löst der reine Hautkontakt mit Schlüsselblumen schon eine lokale allergische Reaktion aus. Diese Personen müssen auf das Trinken von Schlüsselblumentee verzichten.

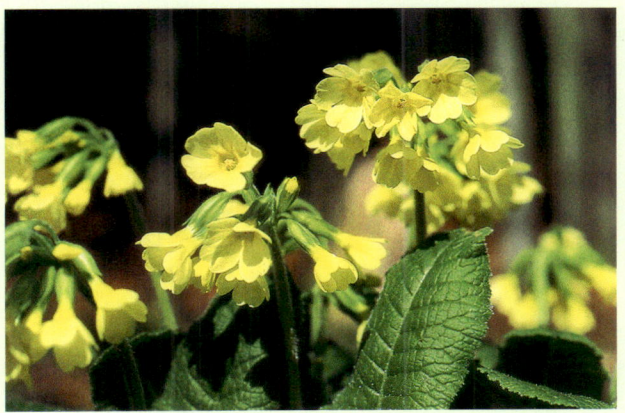

TEE:

1 gehäufter Teelöffel getrocknete Schlüsselblumenwurzel oder -blüten mit 1 Tasse kaltem Wasser übergießen. Zum Kochen bringen, 5 bis 10 Minuten ziehen lassen und abseihen. 3 bis 4 Tassen täglich davon trinken.

TEEMISCHUNG:

1 gehäuften Teelöffel getrocknete Schlüsselblumenwurzel mit 1 Teelöffel Thymian und 1 Teelöffel Anisfrüchten in einen Mörser geben und zerstoßen. Die Kräutermischung mit 1 Tasse kochend heißem Wasser übergießen. Etwa 10 Minuten ziehen lassen, dann abseihen. 2 Tassen täglich davon trinken.

Schöllkraut

Chelidonium majus

▬ SYNONYME: Warzenkraut, Schwalbenkraut, Goldkraut

▬ VERWENDETER TEIL/INHALTSSTOFFE: Es werden die Wurzel und das Kraut als Arzneimittel verwendet. Die Hauptwirkstoffe sind verschiedene Alkaloide, die den Opiumalkaloiden sehr ähnlich sind. Daneben enthält die Pflanze auch Saponine, Flavonoide sowie ätherische Öle.

▬ HEILWIRKUNG: Die Alkaloide wirken entspannend und entkrampfend auf den Magen-Darm-Bereich. Ein zellgiftiges Alkaloid wirkt bei der Behandlung von Warzen.

> **WICHTIGER HINWEIS**
>
> Schöllkraut ist in hohen Dosen giftig. Menschen, die unter einem hohen Blutdruck leiden, sollten auf die innerliche Anwendung von Schöllkraut ganz verzichten.

▬ ANWENDUNGSFORM: Tee aus Schöllkraut in Form einer Kur von 3 bis 4 Wochen soll gegen Magen-, Darm- und Gallenbeschwerden helfen. Wichtig für die Anwendung ist, dass man nur frisches Kraut verwendet, da die Heilkraft schnell abnimmt. Der frische Milchsaft der Stängel wird gerne auf Warzen aufgetragen und zeigt gute Therapieerfolge.

Tee:

1 gehäuften Teelöffel getrocknetes Schöllkraut mit 1 Tasse kochend heißem Wasser übergießen. Etwa 10 Minuten ziehen lassen und abseihen. 3 bis 4 Tassen täglich davon über 3 bis 4 Wochen trinken.

Tropfen mit Schöllkrautextrakt sind effektiver, da die Wirkstoffdosis in dem Kraut sehr unterschiedlich ist. Nach gut 1/2 Jahr sind die Wirkstoffe des Krautes verflüchtigt und die Blätter unbrauchbar.

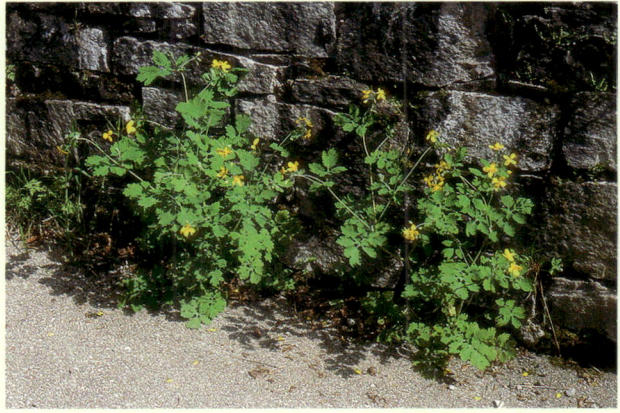

Schwarzkümmel

Nigella sativa

▄▄▄ SYNONYME: Römischer Kümmel, Schwarzer Koriander

▄▄▄ VERWENDETER TEIL/INHALTSSTOFFE: Es werden die Früchte des Schwarzkümmels verwendet. Bei den Wirkstoffen handelt es sich um ätherisches und fettes Öl, Gerb- und Bitterstoffe und um Saponin.

▄▄▄ HEILWIRKUNG: Das ätherische Öl Nigellon wirkt gegen Bronchialspasmen. Das ätherische Öl Thymochinon gilt als Gallenfluss anregend. Die Gamma-Linolensäure soll sowohl äußerlich als auch innerlich angewandt bei Hauterkrankungen, Gicht, Rheuma und Autoimmunerkrankungen helfen.

▄▄▄ ANWENDUNGSFORM: Das Trinken von Schwarzkümmeltee regt den Gallenfluss an und verhindert Blähungen. Das Würzen von schwer verdaulichen Speisen mit Schwarzkümmel kurbelt die Produktion von Verdauungssäften an und macht die Gerichte leichter verdaulich. Auch wenn Schwarzkümmel nicht mit dem Kümmel verwandt ist, fördert er ebenso wie Anis und Fenchel die Milchsekretion und wird daher auch Wöchnerinnen bei mangelnder Milchbildung empfohlen. Das Öl soll bei Rheuma, Gicht und Autoimmunerkrankungen die Symptome lindern. Schwarzkümmelöl äußerlich bei trockenen, schorfigen Hautpartien, z.B. bei Neurodermitis, oder auch bei Gicht- und Rheumaerkrankungen anwenden.

TEE:

1 Teelöffel zerstoßene Schwarzkümmelsamen mit 1 Tasse kochend heißem Wasser übergießen, etwa 10 Minuten ziehen lassen und abseihen. Jeweils 1 Tasse Schwarzkümmeltee vor den Mahlzeiten trinken.

SCHWARZKÜMMELPACKUNG:

5 Esslöffel Schwarzkümmel im Mörser zerstoßen oder in einer Getreidemühle, die auch für Ölsaaten geeignet ist, mahlen. 3 Kartoffeln kochen, heiß pellen und zermatschen. Den zerstoßenen oder gemahlenen Schwarzkümmelsamen untermengen. Diese Packung auf schmerzende Gelenke streichen. Mit einem Handtuch und einer Wolldecke umwickeln und so lange wirken lassen, bis die Packung erkaltet ist. Hilft bei rheumatischen Schmerzen.

ÖL:

In Form von Kapseln oder teelöffelweise täglich einnehmen. Man kann es auch als Salatöl verwenden. Schmerzende Gelenke oder trockene Hautpartien damit massieren.

TIPP

Schwarzkümmel können Sie auch preiswert im türkischen Lebensmittelladen kaufen. Es handelt sich dabei um die schwarzen Körner, die auch auf das Fladenbrot gestreut werden.

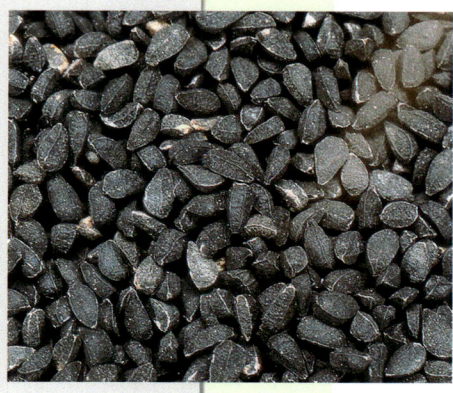

Sellerie

Apium graveolens

SYNONYME: Eppich, Schoppenkraut

VERWENDETER TEIL/INHALTSSTOFFE: Es werden das Kraut, die Frucht und die Wurzel als Heilmittel verwendet. Bei den Wirkstoffen handelt es sich in erster Linie um ätherische Öle, Flavonoide, Furanocumarine sowie um Vitamine und Mineralstoffe.

HEILWIRKUNG: Die ätherischen Öle wirken wassertreibend. Die Flavonoide, Vitamine und Mineralstoffe in ihrer Kombination fördern die Wundheilung, stärken das Immunsystem, sind am Energiestoffwechsel beteiligt und fördern somit den Gesundungsprozess.

> **TIPP**
>
> Als Potenzmittel wird der Genuss von Sellerie zwar immer wieder empfohlen, doch nach Meinung der Experten stark überschätzt.

ANWENDUNGSFORM: Aus der Wurzel wird Saft, Gemüse oder Salat hergestellt. Alle drei Varianten regen den Harndrang an und werden daher bei Nierensteinen und allgemeinen Nierenleiden empfohlen. Der Tee aus den getrockneten Blättern oder den Samen wirkt ebenfalls harntreibend, soll aber auch bei Nervenschwäche, Entzündungen der Atemwege und chronischen Lungenleiden eine Linderung verschaffen.

Tee:

2 gehäufte Teelöffel Sellerieblätter oder zerstoßene Sellerie-
samen mit 1 Tasse kaltem Wasser übergießen. Das Ganze
zum Kochen bringen und dann abseihen. Lauwarm bei
chronischem Lungenleiden mit Honig gesüßt schlück-
chenweise trinken.

Selleriesaft:

Selleriewurzel waschen, putzen und mit einer Saftpresse
auspressen. Täglich 3 bis 4 Esslöffel sofort trinken, dann ist
der Vitamingehalt am höchsten. Ansonsten den frisch
gepressten Saft im Kühlschrank lagern. Diesen Saft mit
anderen Gemüsesäften wie Tomaten- oder Möhrensaft
mischen. So verschafft man sich Abwechslung und ist den
Saft nicht so schnell leid.

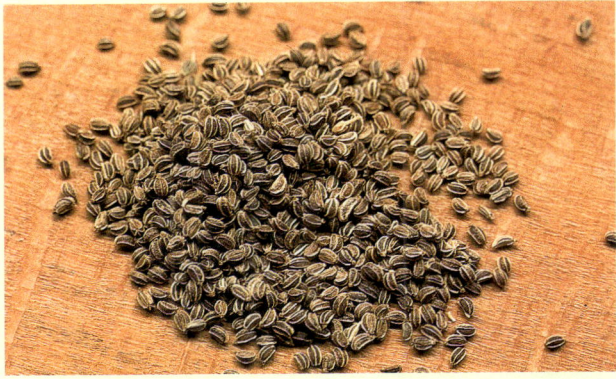

Senf

Brassica nigra, Sinapis alba

■■■ SYNONYME: Gartensenf, Mostrich

■■■ VERWENDETER TEIL/INHALTSSTOFFE: Es wird der Samen der Pflanze als Arzneimittel verwendet. Der Hauptwirkstoff ist das Glykosid Sinigrin, welches in Verbindung mit Wasser in Allylsenföl und Glukose zerfällt. Daneben enthält der Samen Schleimstoffe, andere ätherische Öle und fette Öle.

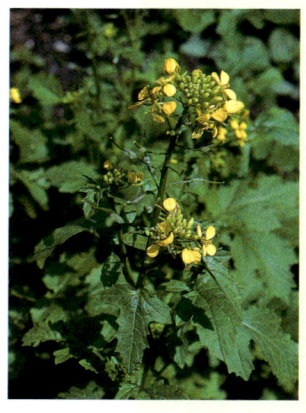

■■■ HEILWIRKUNG: Das Allylsenföl regt die lokale Durchblutung an und wirkt hautreizend und -reinigend sowie antibakteriell. Das Senföl steigert die Durchblutung der Schleimhäute, Vitamin C stärkt die Abwehrkräfte und Kalium regt die Nierentätigkeit an.

■■■ ANWENDUNGSFORM: Senf wird vor allem äußerlich angewendet. Als Wickel bei rheumatischen Beschwerden sowie Brustfellentzündungen und Bronchitis. Ein Fußbad mit Senfmehl regt den Kreislauf an und kann daher bei manchen Kopfschmerzarten Abhilfe schaffen. Innerlich angewandt regt Senf den Appetit an. Manch einer behauptet, dass er durch das tägliche Essen eines Teelöffels scharfen Senfs seit Jahren erkältungsfrei ist oder ein gesegnetes Alter erreicht hat. Dass das Essen von Senf die Durchblutung des Rachenraums anregt, ist eindeutig belegt. Dadurch wird das natürliche Abwehrsystem gereizt und damit gestärkt.

SENF ALS MEDIKAMENT:

Jeden Tag 1 Teelöffel Haushaltssenf vor dem Mittagessen einnehmen.

UMSCHLAG:

100 g Senfpulver mit Wasser zu einem Brei verrühren. Den Brei auf ein Mulltuch oder Leinentuch streichen und dieses für 5 bis 10 Minuten auf die zu behandelnde Stelle legen. Bei Kindern sollte ein Brustwickel nicht länger als 3 bis 5 Minuten aufgelegt werden. Danach die Hautpartien besonders gut waschen und mit einer Hautlotion eincremen.

WICHTIGER HINWEIS

Ein zu intensiver Gebrauch von Senf kann zu starken Reizungen der Schleimhäute und Haut führen. Senf darf auf keine Fall in die Augen kommen. Er brennt höllisch scharf.

FUSSBAD:

In eine kleine Wanne lauwarmes Wasser geben und 2 bis 4 Esslöffel Senfmehl einrühren. Die Füße darin 5 Minuten baden, dann mit lauwarmem Wasser abspülen, abtrocknen und eincremen.

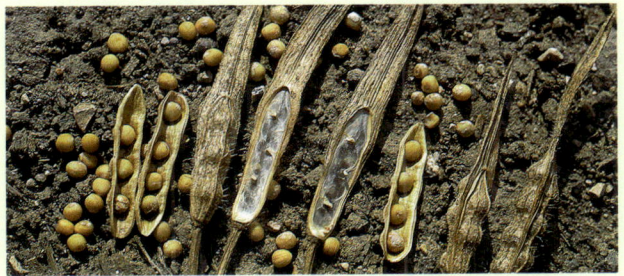

Sonnenblume

Helianthus annuus

▬ SYNONYME: Goldblume, Sonnenkrone

▬ VERWENDETER TEIL/INHALTSSTOFFE: Es werden die Blütenblätter und Samen der Sonnenblume verwendet. Bei den Wirkstoffen der Blütenblätter handelt es sich um Flavonglykoside, Anthocyane, Xanthophyll, Sapogenin und Solanthussäure. Der Samen enthält vor allem fettes Öl und ist reich an Linolsäure. Er enthält Carotinoide, Lecithin und viel Vitamin E.

▬ HEILWIRKUNG: Die Wirkstoffkombination der Blütenblätter ist fiebersenkend und soll auch bei Malaria helfen. Das Öl der Kerne wird äußerlich bei schorfiger Haut, schlecht heilenden Wunden oder schmerzenden Gliedern verwendet.

▬ ANWENDUNGSFORM: Das Trinken von Sonnenblumenblütenblättertee senkt Fieber. Insbesondere bei Malaria soll der Tee ein zuverlässiges fiebersenkendes Mittel sein. Die Kerne werden als kaltgepresstes Öl als Körperlotion bei trockner Haut oder auch zur Wundheilung und Linderung von Gliederschmerzen eingesetzt. Aus Sibirien stammt die Ölziehkur. Die Anhänger der Ölziehkur behaupten, dass so Gift aus dem ganzen Körper gezogen wird, das sich nachts in den Mundschleimhäuten angesammelt hat. Es gibt jedoch keine wissenschaftlichen Studien, die diesen Erfolg belegen. Das regelmäßige Ölziehen reinigt auf jeden Fall auf natürliche Weise die Zähne. Sie werden weißer.

TIPP

Kaltgepresstes Sonnenblumenöl erhalten Sie im Reformhaus. Sie können es auch in der Küche verwenden. Es ist besonders reich an essentiellen Fettsäuren.

TEE:

2 Teelöffel getrocknete Sonnenblumenblütenblätter mit 1 Tasse kochend heißem Wasser übergießen, 10 Minuten ziehen lassen und abseihen. Mit Honig süßen und 2 bis 3 Tassen am Tag bei Fieber trinken.

TEEMISCHUNG:

2 Teelöffel getrocknete Sonnenblumenblütenblätter mit 1 Teelöffel Lindenblüten mischen. Diese Teemischung mit 1 Tasse kochend heißem Wasser übergießen, etwa 10 Minuten ziehen lassen und abseihen. Mit Honig süßen und 2 bis 3 Tassen am Tag bei fiebrigen Erkältungen trinken.

ÖLZIEHKUR:

Morgens direkt nach dem Aufstehen nehmen Sie 1 Esslöffel kaltgepresstes Sonnenblumenöl in den Mund und ziehen es 10 bis 15 Minuten durch die Zähne. Danach spucken Sie das Öl aus. Ist es dann ganz weiß, wissen Sie, dass Sie es lange genug durch den Mund gezogen haben. Anschließend putzen Sie die Zähne. Es ist wichtig, dass Sie das Öl nicht herunterschlucken, sondern ausspucken.

WUSSTEN SIE ...

Mehrfach ungesättigte Fettsäuren können Herz- und Kreislauferkrankungen vorbeugen und wirken positiv auf den Cholesterinspiegel. Schon 20 g Sonnenblumenöl decken den Tagesbedarf eines Erwachsenen an Vitamin E.

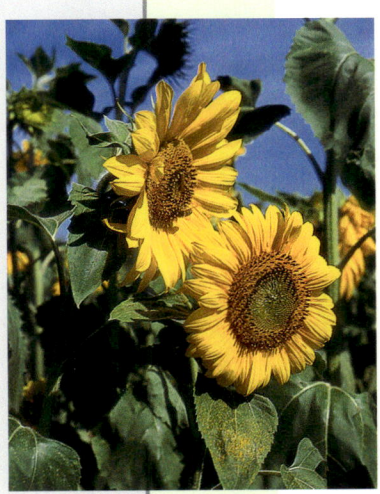

Spargel

Asparagus officinalis

▬ SYNONYM: Korallenkraut

▬ VERWENDETER TEIL/INHALTSSTOFFE: Es werden die Wurzel und der Spargeltrieb als Heilmittel verwendet. Bei den Wirkstoffen handelt es sich in erster Linie um Asparagin, Arginin, Aspargose, Sopamine, Flavonoide und Kalium.

▬ HEILWIRKUNG: Die Wirkstoffe regen die Tätigkeit der Nieren an und fördern so die Wasserausscheidung.

▬ ANWENDUNGSFORM: Das Trinken von Tee aus Spargelwurzeln wird bei geringem Harndrang, Ödemen, Blasen- und Nierenleiden sowie vorbeugend gegen Nierensteine empfohlen. Auch bei Rheuma und Gicht wird der Tee gerne eingesetzt, damit die Stoffwechselprodukte besser über den Harn ausgeschieden werden. Bei Hautunreinheiten wird das Abtupfen mit erkalteten Spargelwurzelsud empfohlen. Spargelstangen – heute mehr ein Lebensmittel als ein Heilmittel – sind äußerst kalorienarm und haben eine entwässernde Wirkung. Sie entschlacken und reinigen das Blut. Spargel ist daher auch das beliebteste Gemüse für eine Frühjahrsdiät. Länger als 10 Tage sollte man jedoch keine Spargelkur machen.

> **WICHTIGER HINWEIS**
>
> In sehr seltenen Fällen kann ein erhöhter Genuss von Spargel und Spargelwurzeltee zu allergischen Hautreaktionen führen.

TEE:

1 Teelöffel getrocknete, pulverisierte Spargelwurzeln mit
1 Tasse kaltem Wasser zum Kochen bringen und abseihen.
2 bis 3 Tassen davon täglich trinken. Auch das Spargelwas-
ser vom Stangenspargel wird empfohlen.

SUD:

1 Teelöffel getrocknete, pulverisierte Spargelwurzeln
zusammen mit 1 Teelöffel Meersalz und 1 Tasse kaltem
Wasser zum Kochen bringen und abseihen. Erkalten lassen
und damit unreine Hautpartien abreiben.

SPARGELKUR:

Über einen Zeitraum von 10 Tagen täglich
250 g Spargel essen. Dafür den Spargel
schälen und in reichlich Salzwasser mit
1 Prise Zucker und 1 Stich Butter 20 Minuten garen. Man sollte auch das Spargelwas-
ser trinken. Wichtig ist, dass man den Spargel nicht mit zu viel Butter, fetten Saucen
und anderen kalorienreichen Lebensmitteln verzehrt. Ansonsten hebt sich der entschlackende Prozess auf.

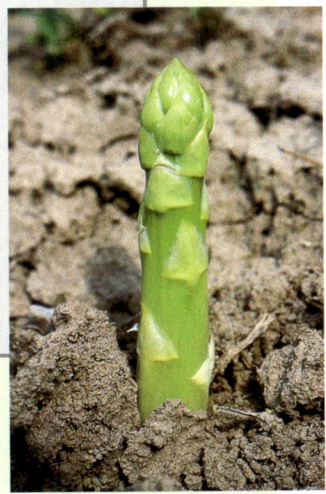

Spitzwegerich

Plantago lanceolata

■■ SYNONYME: Rippenkraut, Wegetritt

■■ VERWENDETER TEIL/INHALTSSTOFFE: Es werden die Blätter des Spitzwegerichs verwendet. Die wichtigsten Inhaltsstoffe sind Schleim- und Gerbstoffe, das Glykosid Aucubin sowie Kieselsäure und Flavonoide.

■■ HEILWIRKUNG: Das Glykosid Aucubin besitzt antibiotische Eigenschaften. Die Gerbstoffe entziehen krankmachenden Bakterien in den Schleimhäuten die Überlebensgrundlage. Die Schleimstoffe schützen die Schleimhäute gegen Angriffe von Fremdkörpern. Die Kieselsäure ist reich an Silizium, welches zur Bildung von Schleimhautgewebe, Knorpel- und Knochengewebe gebraucht wird. Flavonoide wirken entzündungshemmend.

■■ ANWENDUNGSFORM: Spitzwegerichtee hilft ausgezeichnet bei Husten. Aus ihm wird auch gerne ein Sirup hergestellt, der insbesondere Kindern verabreicht wird. Bei Entzündungen im Mund- und Rachenraum wird das Gurgeln mit Spitzwegerich empfohlen. Frische Spitzwegerichblätter, die zuvor leicht zerdrückt werden, kann man auf Insektenstichen, Schwellungen und auf Stellen mit Juckreiz auflegen.

> **TIPP**
>
> Wenn Sie sich als Raucher das Rauchen abgewöhnen wollen, kann das regelmäßige Trinken von Spitzwegerichtee helfen. Eine Erklärung für den Wirkungsmechanismus ist noch nicht gefunden, aber viele ehemalige Raucher schwören darauf, dass der Tee ihnen bei der Entwöhnung geholfen hat.

TEE:

2 Teelöffel getrockneten Spitzwegerich mit 1 Tasse kochend heißem
Wasser übergießen, 10 Minuten ziehen lassen und abseihen. 2 bis 3 Tassen über den Tag verteilt trinken.
Nach Belieben mit Honig süßen.

SIRUP:

1 Hand voll frischen oder getrockneten Spitzwegerich mit 1 Tasse
kochend heißem Wasser übergießen
und kalt werden lassen. Abseihen
und die Rückstände gut ausdrücken.
Den Sud nochmals zum Kochen
bringen und bei mittlerer Hitze um
die Hälfte einkochen. Danach 200 g
Honig einrühren, bis sich das Ganze
gelöst hat, und den Sirup noch warm
in eine sterile Flasche füllen. Je nach
Bedarf mehrere Teelöffel über den
Tag verteilt einnehmen.

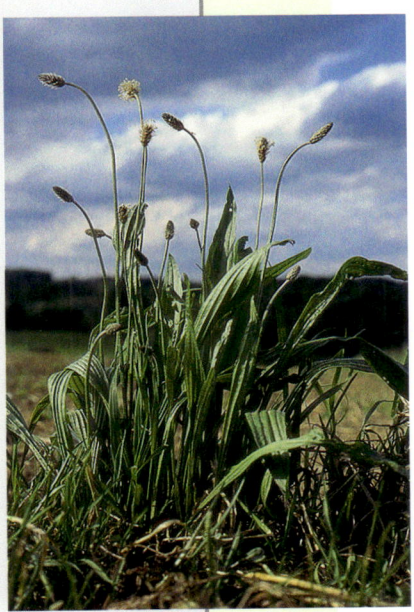

Steinklee

Melilotus officinalis

■■■ SYNONYME: Mottenklee, Traubenklee

■■■ VERWENDETER TEIL/INHALTSSTOFFE: Das ganze Kraut mit Blüte wird als Arzneimittel verwendet. Bei den Wirkstoffen handelt es sich in erster Linie um Cumarin, daneben enthält es Saponine, Gerb- und Schleimstoffe sowie Flavonoide und ätherisches Öl.

■■■ HEILWIRKUNG: Das Cumarin wirkt auf die Venen. Es steigert den Widerstand der Gefäßwände. Die Flavonoide haben eine entzündungshemmende Wirkung.

■■■ ANWENDUNGSFORM: Steinkleetee wird in erster Linie zur Behandlung von Venenerkrankungen empfohlen. Er verhindert die Bildung neuer Krampfadern und Hämorrhoiden. Venenentzündungen heilen schneller ab. Auch bei offenen Beinen hilft ein mit Steinkleesud getränkter Umschlag. Ein Sitzbad lindert den Hämorrhoidenschmerz. Bei nervöser Unruhe und Einschlafstörungen kann der Tee Abhilfe schaffen. Augenkompressen sollen die Schwellung der Augenpartien oder den Schmerz von übermüdeten Augen lindern.

> WICHTIGER HINWEIS
>
> Tee aus Steinklee löst bei empfindlichen Menschen Kopfschmerzen aus.

TEE:

2 Teelöffel Steinklee mit 1 Tasse kochend heißem Wasser übergießen. Etwa 10 Minuten ziehen lassen und abseihen.

UMSCHLAG:

2 Teelöffel Steinklee mit 1 Tasse kochend heißem Wasser übergießen. Etwa 15 Minuten ziehen lassen und abseihen. Damit ein Mull- oder Leinentuch tränken und auf die offenen Stellen legen.

SITZBAD:

5 Esslöffel Steinklee mit 1 Liter kochend heißem Wasser übergießen. Etwa 15 Minuten ziehen lassen und abseihen. Zum lauwarmen Wasser des Sitzbades geben und täglich darin 10 Minuten baden.

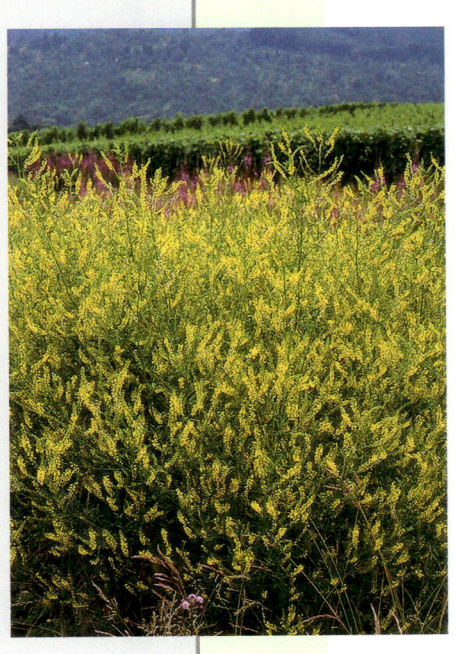

AUGENAUFLAGE:

1 Esslöffel Steinklee mit 1 Esslöffel Kornblumen und 2 Esslöffel Spitzwegerich mit 1 Tasse kochend heißem Wasser übergießen. Etwa 10 Minuten ziehen lassen und abseihen. Wattebäusche mit dem Sud tränken und diese für 5 Minuten auf die geschlossenen Augenlider legen.

Stiefmütterchen

Viola tricolor

■■■ SYNONYME: Ackerstiefmütterchen, Dreifaltigkeitskraut, Feldveilchen

■■■ VERWENDETER TEIL/INHALTSSTOFFE: Es wird der oberirdische Teil mit Blüten als Arzneimittel verwendet. Das Kraut enthält als Wirkstoffe Saponine, Schleimstoffe und Salicylsäureverbindungen.

> **WICHTIGER HINWEIS**
>
> Ganz selten kommt es bei einer intensiven Verwendung von Stiefmütterchentee über einen längeren Zeitraum zu allergischen Hautreaktionen. Wenn der Tee abgesetzt wird, bessert sich die Haut sofort.

■■■ HEILWIRKUNG: Die Saponine stärken indirekt das Immunsystem des Organismus, da sie die Aufnahme anderer pflanzlicher Inhaltsstoffe fördern. Die Schleimstoffe schützen vor Infektanfälligkeit durch Parasiten. Salicylsäure lindert Schmerzen, wirkt entzündungshemmend und fiebersenkend.

■■■ ANWENDUNGSFORM: Stiefmütterchentee lindert insbesondere trockenen Husten und wird als Gurgellösung bei Halsschmerzen empfohlen. Bei Spannungskopfschmerzen und Fieber kann der Tee ebenfalls Abhilfe schaffen. Das Trinken von Stiefmütterchentee über einen längeren Zeitraum von mindestens 4 Wochen soll bei Akne und Rheumaleiden sinnvoll sein. Auch Milchschorf und Windeldermatitis lassen sich durch Stiefmütterchentee behandeln. Umschläge, getränkt mit Stiefmütterchensud, werden bei Ekzemen, Akne und anderen schlecht heilenden Wunden angeraten.

Tee:

2 Teelöffel Stiefmütterchenkraut mit 1 Tasse kochend heißem Wasser übergießen und etwa 10 Minuten ziehen lassen und abseihen. Davon nicht mehr als 3 Tassen am Tag
trinken. Die Kur mindestens 4 Wochen lang durchführen.

Teemischung bei Spannungskopfweh:

1 Teelöffel Stiefmütterchenkraut mit 1 Teelöffel
Johanniskraut und 1 Teelöffel Mädesüß mischen.
Die Heilpflanzenmischung mit 1 Tasse kochend heißem Wasser übergießen. 15 Minuten ziehen lassen
und abseihen.

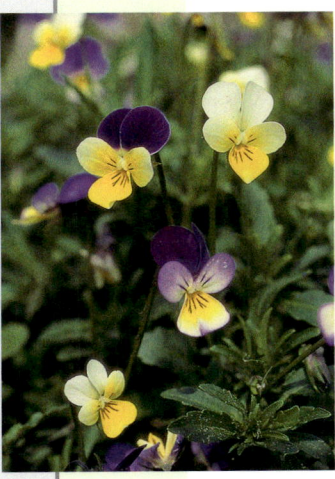

Teemischung bei Akne:

2 Teelöffel Stiefmütterchenkraut mit 2 Teelöffeln
Ackerschachtelhalm mischen, mit 1 Tasse kochend
heißem Wasser übergießen. 10 Minuten ziehen lassen und abseihen. Davon 3 Tassen am Tag über
einen Zeitraum von mindestens 4 Wochen trinken.

Umschlag:

4 Esslöffel Stiefmütterchenkraut mit 1/4 Liter kochend heißem Wasser übergießen. Ein Leinentuch mit dem Sud
tränken und warm auf die zu behandelnden Hautpartien
legen. Morgens und abends über einen Zeitraum von mindestens 3 Wochen anwenden. Bei Hautekzemen zu gleichen Teilen Eichenrinde untermischen.

Süßholz

Glycyrrhiza glabra

▬ SYNONYM: Lakritzpflanze

▬ VERWENDETER TEIL/INHALTSSTOFFE: Es wird die Wurzel der Süßholzpflanze verwendet. Bei den Wirkstoffen handelt es sich vor allem um Flavonoide, insbesondere um Liquiritin und Liquiritigenin, sowie um Glycyrrhizin und um Sterole.

▬ HEILWIRKUNG: Das Glycyrrhizin wirkt entzündungshemmend und schleimhautschützend. Die Flavonoide haben eine entkrampfende Wirkung.

▬ ANWENDUNGSFORM: Tee mit Süßholz oder auch ein Sirup mit Süßholzpulver wird zur Behandlung von Husten, Bronchitis und Magenbeschwerden, wie eine Gastritis, empfohlen.

WICHTIGER HINWEIS

Bei übermäßigem Genuss über mehrere Wochen hinweg kann Süßholz Bluthochdruck und Ödeme verursachen.

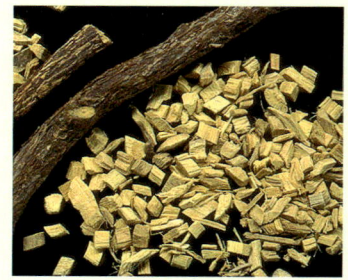

TEE:

2 Teelöffel zerkleinerte Süßholzwurzel mit 1 Tasse kochend heißem Wasser übergießen. Zugedeckt 10 bis 15 Minuten ziehen lassen und abseihen. 3 bis 5 Tassen über den Tag verteilt trinken.

TEEMISCHUNG BEI GASTRITIS:

2 Teelöffel zerkleinerte Süßholzwurzel mit 1 Teelöffel Kamille und 1 Teelöffel Melissenblättern mischen. Die Heilpflanzenmischung mit 1 Tasse kochend heißem Wasser übergießen. Zugedeckt 5 bis 10 Minuten ziehen lassen und abseihen. Nach dem Essen 1 Tasse von dem Tee trinken.

WEIN:

50 g zerkleinerte Süßholzwurzel in eine Weinflasche geben und mit 1/2 Liter Weißwein übergießen. Die Flasche verschließen und 10 Tage beiseite stellen, danach durch ein Tuch abseihen. Täglich morgens und abends 1 Esslöffel Süßholzwein in 1 Glas Wasser geben und als Gurgellösung nutzen. Hilft bei Verschleimung und starkem Mundgeruch.

Taubnessel

Lamium album

■■ SYNONYME: Bienensaug, Blumennessel, Weiße Nessel

■■ VERWENDETER TEIL/INHALTSSTOFFE: Es werden die Blüten der Taubnessel verwendet. Die Wirkstoffe der Blüten sind Saponine, Schleim- und Gerbstoffe sowie ätherisches Öl.

■■ HEILWIRKUNG: Die Saponine wirken entzündungshemmend und vor allem pilztötend. Die Gerbstoffe haben eine krampflösende Wirkung. Die ätherischen Öle regen den Appetit an.

■■ ANWENDUNGSFORM: Bei unregelmäßiger und schmerzhafter Periode wie auch bei weißem Ausfluss soll Taubnesseltee helfen. Auch ein Sitzbad soll gegen den weißen Ausfluss erfolgreich sein und ein Finger- oder Fußbad bei einer Nagelbettentzündung helfen. Der Tee aus Taubnesseln soll bei Katarrhen der oberen Atemwege sowie bei leichten Schleimhautentzündungen des Mund- und Rachenraums helfen. Auch leichte Magen-Darm-Beschwerden lassen sich mit dem Tee aus Taubnessel behandeln.

> **TIPP**
>
> Im Frühjahr können Sie die jungen Taubnesseln sammeln und die Blätter wie ein Gemüse verwenden. Es wird ähnlich wie Spinat zubereitet.

TEE:

1 gehäuften Teelöffel getrocknete Taubnesselblüten mit 1 Tasse kochend heißem Wasser übergießen, 10 Minuten ziehen lassen und abseihen. 3 bis 4 Tassen über den Tag verteilt trinken. Eine Kur sollte mindestens 4 und maximal 8 Wochen durchgeführt werden.

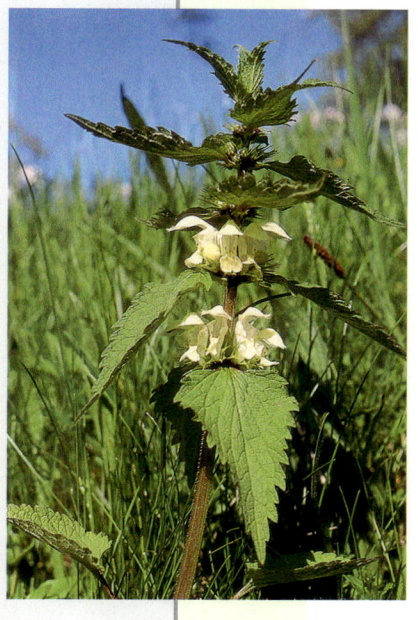

TEEMISCHUNG BEI LEICHTEM SCHEIDENAUSFLUSS:

1 gehäuften Teelöffel getrocknete Taubnesselblüten mit 1 Teelöffel Schafgarbe und 1 Teelöffel Frauenmantel mischen. Die Teemischung mit 1 Tasse kochend heißem Wasser übergießen, 10 Minuten ziehen lassen und abseihen. 2 bis 3 Tassen über den Tag über einen Zeitraum von 2 Wochen verteilt trinken.

SITZ-/FUSS- ODER HANDBAD:

1 Hand voll getrocknete Taubnesselblüten mit 1/2 Liter kochend heißem Wasser übergießen. Mindestens 1/2 Stunde stehen lassen, dann abseihen und den Sud ins heiße Wasser des Sitz-/Fuß- oder Handbades geben.

Tausendgüldenkraut

Centaurium erythraea

■ SYNONYME: Fieberkraut, Magenkraut

■ VERWENDETER TEIL/INHALTSSTOFFE: Es wird der oberirdische Teil der Pflanze verwendet. Die Hauptwirkstoffe sind die Bitterstoffe Amarogentin und Gentiopikrin. Ferner enhält das Kraut Flavonoide und Sterole.

■ HEILWIRKUNG: Die Bitterstoffe Amarogentin und Gentiopikrin stimulieren die Sekretion von Verdauungssäften.

■ ANWENDUNGSFORM: Tee aus Tausendgüldenkraut wird bei Appetitlosigkeit, mangelnder Produktion von Magensaft, Blähungen und präventiv gegen Gallensteine empfohlen. Bei einer starken Übersäuerung des Magens sollte aber auf Tausendgüldenkraut verzichtet werden. Die Wirkstoffe der Pflanze sind kreislaufanregend und helfen bei nervöser Erschöpfung. Auch bei Migräne soll das Tausendgüldenkraut helfen.

> **WICHTIGER HINWEIS**
>
> Aufgrund des bitteren Geschmacks ist eine Überdosierung schwer möglich, und Nebenwirkungen auf das Kraut sind unbekannt. Bei Magen- und Darmgeschwüren jedoch nicht anwenden.

TEE:

1 gehäuften Teelöffel getrocknetes Tausendgüldenkraut mit 1 Tasse kaltem Wasser übergießen, 6 bis 10 Stunden ziehen lassen und abseihen. Den Sud erwärmen und trinken. Mit Honig süßen.

TEEMISCHUNG:

1 gehäuften Teelöffel getrocknetes Tausendgüldenkraut mit 1 Teelöffel Fenchel und 1 Teelöffel Pfefferminze mischen. Die Teemischung mit 1 Tasse kochend heißem Wasser übergießen, 10 Minuten ziehen lassen und abseihen. 2 bis 3 Tassen über den Tag verteilt trinken. Dieser Tee ist im Geschmack angenehmer.

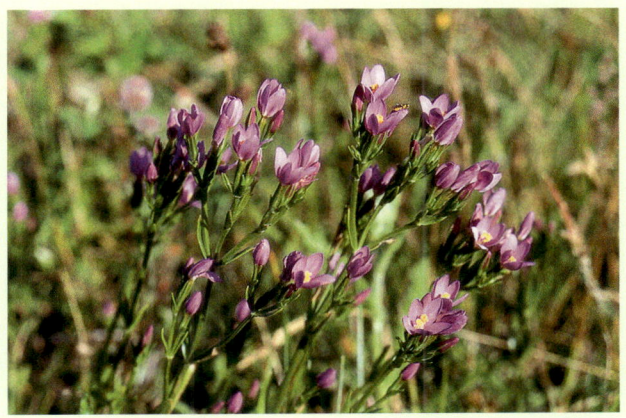

Thymian

Thymus vulgaris

■■■ SYNONYME: Gartenthymian, Römischer Quendel

■■■ VERWENDETER TEIL/INHALTSSTOFFE: Es wird der oberirdische Teil der Pflanze verwendet. Ätherische Öle, insbesondere Thymol, Carvacrol und Zymol sowie Gerbstoffe sind die wichtigsten Inhaltsstoffe des Krautes.

WICHTIGER HINWEIS

In sehr seltenen Fällen kann ein ständiges Gurgeln mit Thymiantee und ein regelmäßiges Anwenden von Thymianbädern zu allergischen Reaktionen führen. Schwangere sollten auf Thymianöl verzichten.

■■■ HEILWIRKUNG: Die ätherischen Öle wirken schleim- und krampflösend sowie desinfizierend. Die Gerbstoffe entziehen krankmachenden Bakterien in den Schleimhäuten die Überlebensgrundlage.

■■■ ANWENDUNGSFORM: Thymiantee wird bei Darminfektionen und Verdauungsproblemen empfohlen. Das Gurgeln sowie das in kleinen Schlucken und langsame Trinken von Thymiantee hilft bei Erkrankungen der oberen Atemwege wie Reiz- und Keuchhusten, Bronchitis, Mandel- und Rachenentzündungen. Thymianbäder oder auch das Inhalieren mit Thymian tut bei grippalen Infekten mit Schnupfen und Husten gut.

TEE:

2 Teelöffel getrockneten Thymian mit 1 Tasse kochendem Wasser übergießen. 10 Minuten ziehen lassen und abseihen. Zum Gurgeln kalt werden lassen. Als Hustentee mit Honig süßen.

TEEMISCHUNG BEI HUSTEN UND FIEBER:

1 Teelöffel getrockneten Thymian mit 1 Teelöffel Holunderblüten, 1 Teelöffel getrockneten Eibischwurzel und 1 Teelöffel Anisfrüchten in einem Mörser zerstoßen. Mit 1 Tasse kochendem Wasser übergießen. 10 Minuten ziehen lassen und abseihen. In kleinen Schlucken trinken sowie Bettruhe halten.

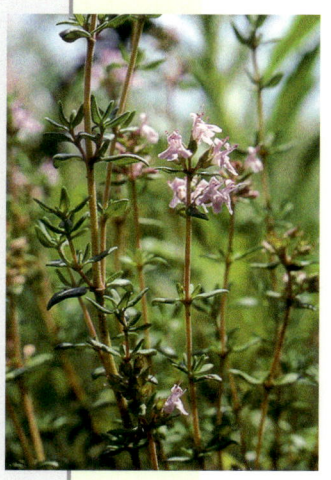

DAMPFBAD:

2 Esslöffel getrockneten Thymian und 2 Esslöffel getrocknete Kamillenblüten mit 2 bis 3 Liter kochend heißem Wasser übergießen. Ein paar Minuten warten und dann, mit einem großen Badetuch über den Kopf gezogen, inhalieren.

VOLLBAD:

10 Esslöffel getrockneten Thymian mit kochend heißem Wasser übergießen, 1 Stunde ziehen lassen und abseihen. Den Sud zum Badewasser geben. Bei angenehmer Temperatur 10 bis 20 Minuten darin baden. Danach mindestens 1 Stunde Bettruhe halten.

Trockenobst

■ SYNONYME: Feigen, Pflaumen, Datteln, Aprikosen

■ VERWENDETER TEIL/INHALTSSTOFFE: Es werden das getrocknete Obst oder einzelne Obstsorten in Wasser eingeweicht. Trockenobst ist reich an Kalium, sekundären Pflanzenstoffen, Ballaststoffen und Fruchtzucker.

■ HEILWIRKUNG: Die Kombination aus Fruchtzucker, Ballaststoffen und Kalium fördert die Darmperistaltik. Der Stuhlgang wird weicher und Obstipationen können behoben werden.

■ ANWENDUNGSFORM: Eingeweichtes Trockenobst hilft bei Verstopfung. Auch Säfte aus dem getrockneten Obst, die man im Reformhaus oder in der Reformecke eines Supermarkts erhält, haben die gleiche Wirkung. Ein Zuviel an Trockenobst, das einige gerne als Ersatz von Süßigkeiten während einer Diät essen, kann zu Durchfall führen. Außerdem wird der Kaloriengehalt von Trockenobst oft unterschätzt. Also, wundern Sie sich nicht, wenn der Zeiger der Personenwaage nach dem Austausch von Süßigkeiten gegen Trockenobst nicht nach unten geht.

> WUSSTEN SIE ...
>
> Frische, reife Feigen auf nüchternen Magen sollen auch sehr gut gegen Obstipationen helfen.

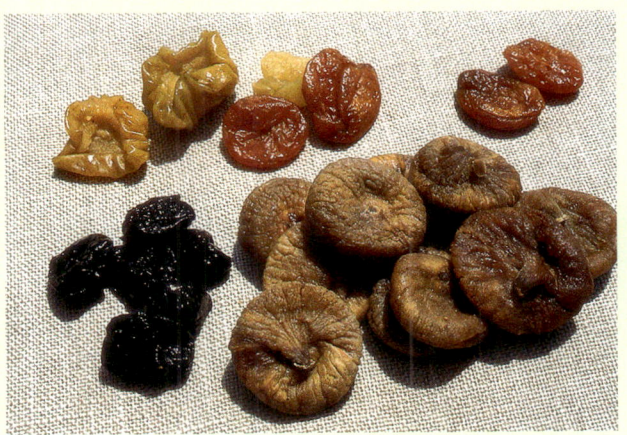

EINGELEGTES TROCKENOBST:

3 bis 5 getrocknete Pflaumen und 1 bis 2 getrocknete Feigen abends mit lauwarmem Wasser übergießen. Über
Nacht einweichen lassen und am nächsten Morgen das
eingeweichte Obst zusammen mit dem Einweichwasser
auf nüchternen Magen essen.

Urin

SYNONYM: Harn

VERWENDETER TEIL/INHALTSSTOFFE: Es wird der morgendliche erste Urin verwendet, und zwar der Mittelstrahl. Physiologische Bestandteile des Urins sind Hormone und deren Abbauprodukte, Enzyme, Vitamine, Mineralien, Harnsäure, Harnstoff, Antikörper und Antigene. Die Inhaltsstoffe und ihre Konzentration können wechseln, je nachdem was gegessen wurde.

HEILWIRKUNG: Über den Wirkmechanismus sind sich die Wissenschaftler nicht einig. Die Schulmedizin lehnt die Eigenurintherapie ab. In vielen Naturheilverfahren wird sie angewandt. Die Philosophie, die dort hintersteht, besagt, dass der Körper mit dem morgendlichen Urin gesundheitsfördernde Substanzen ausscheidet, die nur er selbst gegen seine Krankheit bilden kann. Der Eigenurin soll krampflösend, schmerzhemmend, hormonsystemregulierend und -aktivierend sowie immunstimulierend wirken.

ANWENDUNGSFORM: Urin wird äußerlich wie innerlich angewendet. Eigenurintherapie ist indiziert bei hormonellen Störungen, Störungen des Immunsystems wie Allergien, Heuschnupfen, Nesselsucht und autoaggressive Erkrankungen. bei

Hauterkrankungen entzündlicher Art, bei Stoffwechselleiden wie Rheuma oder Gicht, bei Gefäßerkrankungen, Migräne und Infektionskrankheiten. Urin wird äußerlich bei Warzen, Neurodermitis und Gürtelrose immer wieder empfohlen. Es gibt viele Berichte von Menschen, die aus eigener Erfahrung sagen können, dass es bei ihnen geholfen hat. Urin war auch lange Zeit als Mittel zur Zahnpflege verbreitet, da er Ammoniak enthält. Dieser Stoff säubert und bleicht die Zähne.

URIN ZUR WARZENTHERAPIE:

Den morgendlichen Mittelstrahl beim ersten Wasserlassen in einem Becher auffangen und mit einem Wattestäbchen die Warzen betupfen. Dies täglich mit frischem Urin wiederholen.

UMSCHLAG BEI GÜRTELROSE:

Den morgendlichen Mittelstrahl beim ersten Wasserlassen in einem Becher auffangen. Ein Leinentuch damit befeuchten und auf die zu behandelnden Stellen für 5 bis 10 Minuten legen.

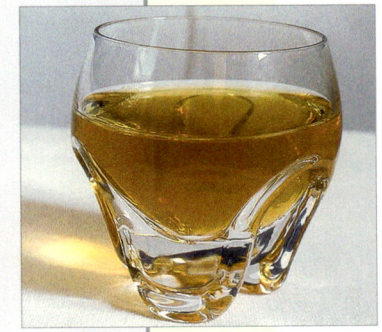

ABREIBUNG BEI NEURODERMITIS:

Den morgendlichen Mittelstrahl beim ersten Wasserlassen in einem Becher auffangen. Wattebausch mit dem Urin tränken und aufgeraute, entzündete Stellen damit betupfen.

Vogelknöterich

Polygonum aviculare

▬ SYNONYME: Wegtritt, Knotengras

▬ VERWENDETER TEIL/INHALTSSTOFFE: Es wird der oberirdische Teil der Pflanze verwendet. Die wichtigsten Inhaltsstoffe des Krautes sind Kieselsäure, Schleim- und Gerbstoffe und Flavonoide.

▬ HEILWIRKUNG: Die Kieselsäure enthält Silizium, das an der Neubildung von Knorpeln, Knochen und Bindegewebe beteiligt ist. Die Gerbstoffe entziehen krankmachenden Bakterien in den Schleimhäuten die Grundlage. Die Schleimstoffe schützen die Schleimhäute vor Angriffen von Fremdkörpern. Flavonoide regen in Zusammenarbeit mit der Kieselsäure die Harnausscheidung an.

▬ ANWENDUNGSFORM: Vogelknöterichtee wird bei Husten und Erkrankungen der oberen Atemwege empfohlen. Bei Schleimhautentzündungen im Mund- und Rachenraum sollte der Tee in kleinen Schlucken getrunken oder mit ihm gegurgelt werden. Als Kur angewandt soll Vogelknöterichtee auch entwässernd sein und wird daher als Frühjahrskur oder bei Gicht und Rheuma empfohlen. Mit Vogelknöterich getränkte Umschläge werden bei offenen Beinen und schlecht heilenden Wunden eingesetzt.

> TIPP
>
> Vogelknöterich können Sie auch selbst sammeln und trocknen, denn das Kraut bekommt man nicht in jeder Apotheke, da es ein wenig ins Hintertreffen geraten ist. Vogelknöterich ist weit verbreitet und wird zur Blütezeit gesammelt. Zusammengebunden und hängend lässt er sich im Schatten trocknen.

Tee:

2 gehäufte Teelöffel getrockneten Vogelknöterich mit 1 Tasse kochendem Wasser übergießen. 10 Minuten ziehen lassen und abseihen. Zum Gurgeln kalt werden lassen. Als Hustentee mit Honig süßen.

Teemischung bei Kur:

2 Teelöffel getrockneten Vogelknöterich mit 2 Teelöffeln getrockneten Birkenblättern mischen. Mit 1 Tasse kochendem Wasser übergießen. 10 Minuten ziehen lassen und abseihen. Davon über einen Zeitraum von 4 Wochen täglich 3 Tassen über den Tag verteilt trinken.

Umschlag:

4 Esslöffel getrockneten Vogelknöterich mit 1/4 Liter kochend heißem Wasser übergießen. 10 Minuten ziehen lassen und abseihen. Mit dem Sud ein Leinentuch oder ein Mulltuch tränken und mehrmals täglich für 20 Minuten auf die betroffenen Stellen legen.

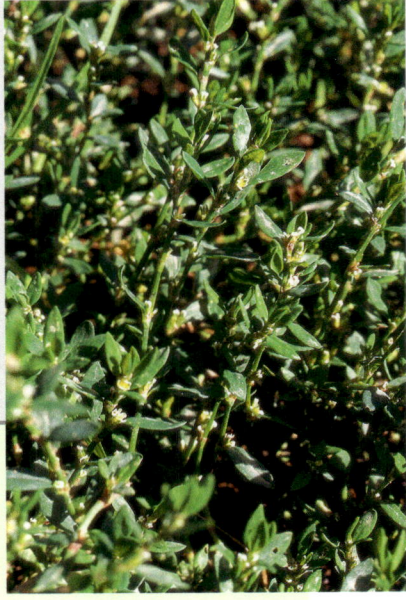

Wacholder

Juniperus communis

▬▬ SYNONYME: Krammetsbeere, Reckholder, Weckholder

▬▬ VERWENDETER TEIL/INHALTSSTOFFE: Es werden die reifen Früchte des Strauches verwendet. Die Früchte sind reich an ätherischen Ölen, vor allem an Pinenen.

WICHTIGER HINWEIS

Schwangere und Menschen mit Nierenentzündungen sollen kein Wacholder anwenden. Auch sollte der Gebrauch von Wacholderbeeren nicht überdosiert und nicht über einen längeren Zeitraum als 6 Wochen verabreicht werden, denn die Beeren stehen im Verdacht, dann eher den Nieren zu schaden als zu nutzen.

▬▬ HEILWIRKUNG: Pinene sind stark harntreibend. Sie regen die Durchblutung der Schleimhäute in Bronchien und Darm an.

▬▬ ANWENDUNGSFORM: Wacholdertee oder auch das Kauen von bis zu 10 Wacholderbeeren am Tag wird in Form einer Kur zur Prävention von Harnsteinen sowie bei Gicht und Rheuma empfohlen. Das Zerkauen einer Wacholderbeere kann einen Reizhustenanfall lindern und wirkt auch appetitanregend. Ebenfalls lässt sich das unangenehme Völlegefühl nach einem zu reichhaltigen Essen durch das Zerkauen einer Wacholderbeere beseitigen. Auch äußerlich wird Wacholder angewandt: Ein Sitzbad soll bei Hämorrhoiden Abhilfe schaffen. Das Einreiben mit Wacholderöl oder -tinktur soll bei Gelenkentzündungen und Rheumaschmerzen wohltuend sein.

TEE:

2 bis 3 Wacholderbeeren im Mörser zerstoßen. Die Beeren mit 1 Tasse kochendem Wasser übergießen. Nur 5 Minuten ziehen lassen und abseihen. 1 bis 3 Tassen nicht länger als über einen Zeitraum von 6 Wochen trinken.

TINKTUR:

20 getrocknete Wacholderbeeren im Mörser zerstoßen. Mit 1/8 Liter klarem Schnaps übergießen und 1 Woche ziehen lassen. Abseihen und in ein dunkles, steriles Fläschchen füllen. Bei Gelenk- und Rheumaschmerzen ein Mulltuch mit der Tinktur beträufeln und die schmerzende Stelle damit umwickeln.

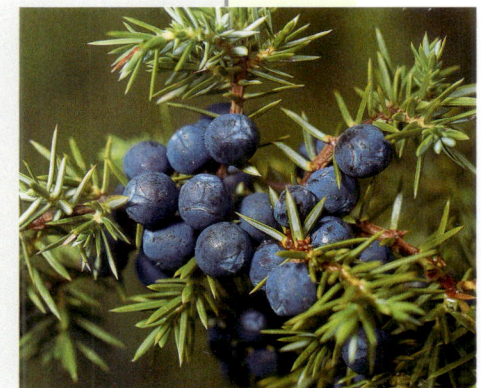

ÖL:

20 g getrocknete Wacholderbeeren im Mörser zerstoßen. Mit 1/8 Liter Olivenöl übergießen und 2 Wochen ziehen lassen. Abseihen und in ein dunkles, steriles Fläschchen füllen. Damit schmerzende Gelenke einmassieren.

SITZBAD:

1/4 Teelöffel von dem Wacholderbeerenöl in das warme Wasser geben und darin etwa 10 Minuten baden.

Walnuss

Juglans regia

SYNONYME: Steinnuss, Welschnuss

VERWENDETER TEIL/INHALTSSTOFFE: Es werden als Arzneimittel die länglichen, lanzettartigen Blätter verwendet. Die getrockneten Blätter enthalten Gerbstoffe, ätherisches Öl und Flavonoide.

HEILWIRKUNG: Die Gerbstoffe entziehen krankmachenden Bakterien in den Schleimhäuten die Überlebensgrundlage. Das ätherische Öl ist wirksam gegen Pilzerkrankungen und die Flavonoide wirken entzündungshemmend.

ANWENDUNGSFORM: Walnussblättertee wird bei entzündeten Schleimhäuten verabreicht. Durchfall, der durch gereizte Darmschleimhäute verursacht wird, kann gelindert werden. Entzündungen der Mundschleimhäute, des Zahnfleisches sowie am Auge lassen sich durch Walnussblätter therapieren. Äußerlich angewandt sollen Walnussblätter bei Akne, Ekzemen und Hämorrhoiden Abhilfe schaffen. Walnussöl hat einen recht hohen Anteil an Linolensäure, die zu den essentiellen Fettsäuren zählt. Sie soll bei der Therapie von rheumatischer Arthritis helfen. Viele Patienten berichten, dass ein regelmäßiger Verzehr von linolensäurehaltigen Produkten die Gelenkschmerzen lindert und sie weniger steif sind.

Tee:

2 Teelöffel getrocknete, zerkleinerte Walnussblätter mit 1 Tasse kaltem Wasser übergießen, kurz aufkochen lassen und nach 3 bis 5 Minuten abseihen. Bei Bedarf 2 bis 3 Tassen täglich trinken. Erkaltet oder lauwarm mehrmals täglich zum Gurgeln verwenden.

Spülung für die Augen:

1 Teelöffel getrocknete, zerkleinerte Walnussblätter mit 1 Teelöffel Kamilleblüten mischen. Mit 1 Tasse kaltem Wasser übergießen, kurz aufkochen lassen und nach 3 bis 5 Minuten abseihen und abkühlen lassen.

Umschlag/Auflage:

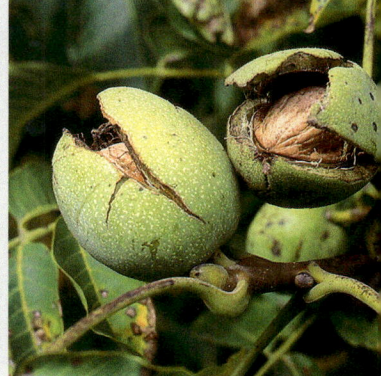

2 Teelöffel getrocknete, zerkleinerte Walnussblätter mit 1 Tasse kaltem Wasser übergießen, kurz aufkochen lassen und nach 3 bis 5 Minuten abseihen. Darin ein Leinentuch oder auch einen Wattebausch tränken. Auf Ekzeme legen oder unreine Hautpartien damit abreiben.

Sitzbad:

2 Esslöffel getrocknete, zerkleinerte Walnussblätter mit 2 Esslöffeln Eichenrinde mischen. Mit 1/2 Liter kaltem Wasser übergießen, kurz aufkochen lassen und nach 10 Minuten abseihen. Dann zum Wasser eines Sitzbades geben und darin 10 bis 15 Minuten baden.

Wasser

SYNONYME: Heilwasser (bei innerlicher Anwendung), Kneippsche Wassertherapie (bei äußerlicher Anwendung)

VERWENDETER TEIL/INHALTSSTOFFE: Damit sich ein Wasser Heilwasser nennen darf, muss es bestimmte Anforderungen erfüllen. Es ist – wie natürliches Mineralwasser – bereits von seinem Ursprung her rein, stammt aus unterirdischen Wasservorkommen, wird direkt am Quellort abgefüllt und hat einen natürlichen Gehalt an wertvollen Mineralstoffen und Spurenelementen. Es gibt in Deutschland über 70 Heilwässer. Ein Blick aufs Etikett verrät Ihnen, was in dem Heilwasser enthalten ist.

> **KNEIPPSCHER GRUNDSATZ**
>
> »So viel Wärme wie nötig, so viel Kälte wie möglich!«

HEILWIRKUNG: Kohlensäure regt die Verdauung an. Viel Magnesium unterstützt das Enzym- und Nervensystem und sorgt dafür, dass Herz und Kreislauf intakt bleiben. Ein hoher Gehalt an Hydrogencarbonat senkt den Säuregrad im Blut und Urin und kann die Auskristallisierung von Harnsteinen verhindern. Bei viel Magensäure puffert das Hydrogencarbonat die Säure ab. Calciumreiches Heilwassers kann eine sinnvolle Osteoporoseprophylaxe sein. Fluoridhaltige Heilwässer gewährleisten eine ausreichende Fluorid-Konzentration im Speichel und können so gegen Zahnkaries vorbeugen.

ANWENDUNGSFORM: Am besten trinkt man Heilwasser zimmertemperaturwarm. Am Tag sollten mindesten 3 Gläser getrunken werden. Einen oberen Grenzwert gibt es nicht. Einen gesundheitlichen Erfolg kann man mit Heilwässern nur erzielen, wenn man sie täglich über einen längeren Zeitraum trinkt.

Knie-/Nacken-/Schenkelguss:

Knie: Der kalte Wasserguss wird von den Zehen bis zur Kniekehle und an der Innenseite wieder zurückgeführt. Beidseitig anwenden. Kurbelt den Kreislauf an und hilft bei Krampfaderschmerzen. Nacken: Der kalte Wasserstrahl wird von der Hand über Arm, Schulter zum Nacken geführt. Beidseitig anwenden. Lockert eine verspannte Schulter- und Nackenmuskulatur. Schenkel: Der kalte Wasserstrahl wird von den Zehen über die Außenseite der Beine bis hin zum Po geführt und an der Innenseite wieder zurück. Beidseitig anwenden. Regt den Kreislauf an und ist gut bei Venenleiden und Krampfadern.

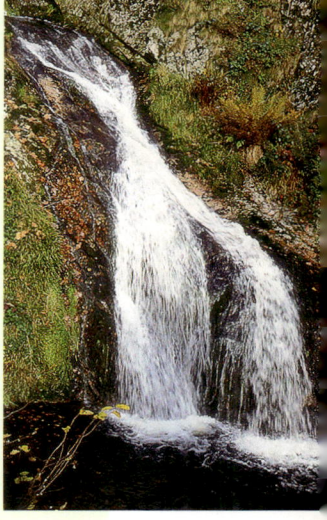

Wassertreten:

Im Storchengang durch wadentiefes Wasser waten. Entweder nur 10 Minuten in 10°C kaltem Wasser oder im 5-Minutenwechsel in kaltem und in warmem Wasser treten. Regt den Kreislauf an und erfrischt.

Wechseldusche:

Mit warmem Wasser beginnen und mit kaltem Wasser aufhören. In der Regel die Temperatur mehrmals wechseln. Hilft gegen Schlafstörungen und bei niedrigem Blutdruck.

Wegwarte

Cichorium intybus

▬ SYNONYME: Hindlauf, Wegeleuchte, Zichorie

▬ VERWENDETER TEIL/INHALTSSTOFFE: Es wird das Kraut samt Blüte und Wurzel verwendet. Die wichtigsten Inhaltsstoffe der Wegwarte sind Gerb- und Bitterstoffe.

▬ HEILWIRKUNG: Die Gerbstoffe entziehen krankmachenden Bakterien in den Schleimhäuten die Überlebensgrundlage. Die Bitterstoffe regen den Fluss von Verdauungssekreten an.

▬ ANWENDUNGSFORM: Der Tee aus Wegwarte ist ein bitter schmeckendes Tonikum, welches den Appetit anregt, die Leber mobilisiert und den Gallenfluss fördert. Völlegefühl, Blähungen und diffuse Bauchschmerzen lassen sich durch Wegwartetee beheben. Äußerlich angewandt soll Wegwarte bei unreiner Haut helfen.

TIPP

Wegwarte können Sie auch selbst sammeln und trocknen, denn das Kraut finden Sie an Wegrändern, Böschungen, unbebauten Plätzen. Es unterscheidet sich gut von anderen Pflanzen. Sie sollten nur darauf achten, dass Sie es nicht an beliebten Hundeausführwegen sammeln. Zusammengebunden aufgehängt lässt sich die Wegwarte im Schatten oder auf dem Dachboden trocknen.

TEE:

1 Teelöffel getrocknete Wurzel oder getrocknetes Kraut der Wegwarte mit 1 Tasse kaltem Wasser übergießen und zum Kochen bringen. Etwa 2 bis 3 Minuten köcheln lassen. Dann abseihen und 2 bis 3 Tassen über den Tag verteilt trinken. Eventuell mit Honig süßen.

TEEMISCHUNG:

1 Teelöffel getrocknete Wurzel oder getrocknetes Kraut der Wegwarte mit 1 Teelöffel Pfefferminze mischen. Mit 1 Tasse kaltem Wasser übergießen und zum Kochen bringen. Etwa 2 bis 3 Minuten köcheln lassen. Dann abseihen und 2 bis 3 Tassen über den Tag verteilt trinken. Eventuell mit Honig süßen.

REINIGUNG:

4 Esslöffel getrocknete Wurzel oder getrocknetes Kraut der Wegwarte mit 1/4 Liter kaltem Wasser übergießen und zum Kochen bringen. Etwa 2 bis 3 Minuten köcheln lassen. Abkühlen lassen und abseihen. Mit dem Sud einen Wattebausch tränken und unreine Stellen damit abreiben.

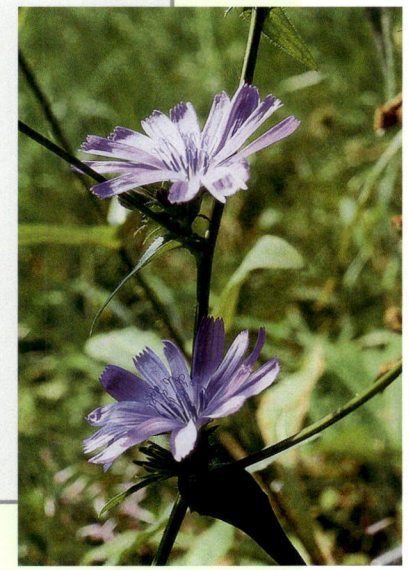

Weide
Salix

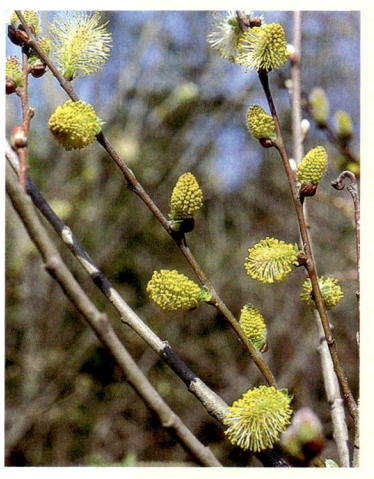

SYNONYME: Katzenstrauch, Weihbuschen

VERWENDETER TEIL/INHALTSSTOFFE: Es wird die Rinde des Baumes als Arzneimittel verwendet. Salicin ist der Hauptinhaltsstoff der Weidenrinde neben Glykosiden, Flavonoiden und Gerbstoffen.

HEILWIRKUNG: Salicin, das im Körper zu Salicylsäure umgewandelt wird, gilt als fiebersenkend, schmerzstillend und entzündungshemmend. Durch Glykoside, Flavonoide und Gerbstoffe wird die entzündungshemmende Wirkung verstärkt.

ANWENDUNGSFORM: Der Tee aus Weidenrinde wird bei fiebrigen Erkältungskrankheiten und Kopfschmerzen empfohlen. Auch bei Rheuma und Gicht soll der Tee gut tun.

Tee:

2 Teelöffel getrocknete zerkleinerte Weidenrinde mit 1 Tasse kaltem Wasser übergießen.
Das Ganze zum Kochen bringen, 5 Minuten
ziehen lassen und abseihen. Nicht mehr als
2 Tassen am Tag trinken.

Teemischung für eine Schwitzkur:

1 Teelöffel getrocknete zerkleinerte Weidenrinde mit 1 Teelöffel getrockneten Lindenblüten, 1 Teelöffel getrockneten Holunderblüten,
1/2 Teelöffel Anis und 1/2 Teelöffel Rosmarin
mischen. Die Teemischung mit 1 Tasse
kochend heißem Wasser übergießen.
15 Minuten ziehen lassen und abseihen.
2 Tassen täglich davon trinken. Danach ins
Bett legen und ordentlich schwitzen. Dies
unterstützt die Ausscheidung von Körper-
giften.

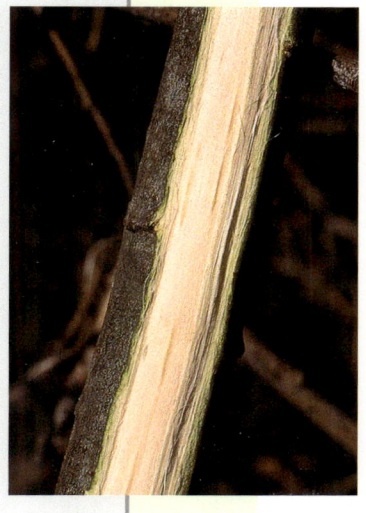

Wichtiger Hinweis

Tee aus oder mit Weidenrinde
ist für Schwangere verboten. Er
kann Blutungen auslösen.

Weißdorn

Crataegus oxyacantha

▬ SYNONYME: Hagedorn, Heckendorn, Mehlbeere

▬ VERWENDETER TEIL/INHALTSSTOFFE: Es werden die Blüten, Blätter und Früchte des Weißdorns als Arzneimittel verwendet. Procyanidine sind neben Flavonoiden, biogenen Aminen und Kalium die Hauptinhaltsstoffe des Weißdorns.

▬ HEILWIRKUNG: Die Hauptwirkstoffe in ihrer Zusammensetzung fördern die Durchblutung des Herzmuskels, stabilisieren den Herzrhythmus und erhöhen die Aktivität der Herzmuskelzellen.

▬ ANWENDUNGSFORM: Weißdorntee soll in Form einer Kur von mindestens 4 Wochen angewandt werden. Er wird bei verschiedensten Herz- und Kreislaufbeschwerden eingesetzt. Zur Behandlung des Altersherzens bzw. bei Degenerierungserscheinungen des Herzmuskels oder bei sklerotischer Veränderung der Herzkranzgefäße und der damit einhergehenden mangelnden Durchblutung werden der Tee bzw. auch Fertigpräparate auf Weißdornbasis empfohlen. Auch bei Kreislaufschwäche, Hypertonie und Schlaflosigkeit im Alter wird der Tee aus Weißdorn empfohlen.

WICHTIGER HINWEIS

Immer wieder hört man, dass man mit Weißdorntee abnehmen kann. Er entwässert zwar leicht, so dass die Waage weniger anzeigt, aber es wird kein Körperfett eingeschmolzen.

TEE:

1 Teelöffel getrocknete Weißdornblätter und -blüten mit 1 Tasse kochend heißem Wasser übergießen. 15 Minuten ziehen lassen und abseihen. 2 bis 3 Tassen über den Tag verteilt trinken.

TEEMISCHUNG ZUR STÄRKUNG DES HERZENS:

1 Teelöffel getrocknete Weißdorn-blätter und -blüten mit 1 Teelöffel getrockneten Arnikablüten und 1/2 Teelöffel Melisse mischen. Die Teemischung mit 1 Tasse kochend heißem Wasser übergießen. 10 Minuten ziehen lassen und abseihen. 2 Tassen täglich davon trinken.

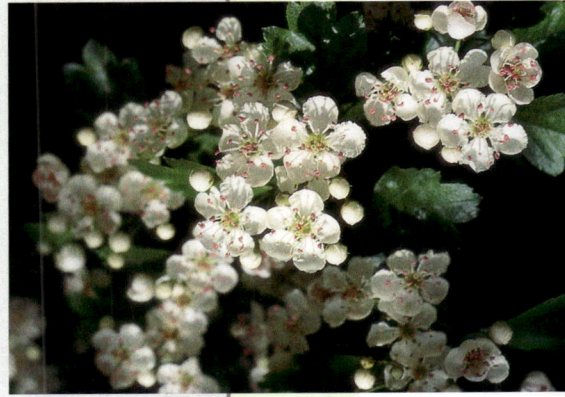

TEEMISCHUNG ZUR FÖRDE-RUNG DER DURCHBLUTUNG:

1 Teelöffel getrocknete Weißdornblätter, 1 Teelöffel ge-trocknete Schafgarbe und 1 Teelöffel Pfefferminze mischen. Die Teemischung mit 1 Tasse kochend heißem Wasser übergießen. 10 Minuten ziehen lassen und abseihen. 3 Tas-sen täglich davon trinken.

Wermut
Artemisia absinthium

■■■ SYNONYME: Absinth, Bitterer Beifuß, Magenkraut, Wurmkraut

■■■ VERWENDETER TEIL/INHALTSSTOFFE: Es wird das Kraut samt Blüte verwendet. Die wichtigsten Inhaltsstoffe sind Bitterstoffe wie Absinth, Gerbstoffe und ätherische Öle, wie Thujon, Thujol und Phellandren.

■■■ HEILWIRKUNG: Der Bitterstoff Absinth regt besonders den Gallenfluss an. Aber auch die Sekretion anderer Verdauungssäfte wird verbessert. Die ätherischen Öle erhöhen den Fluss von Verdauungssekreten. Thujon, Thujol und Phellandren sind Nervengifte, die in hohen Dosen Krämpfe hervorrufen können und zu schweren Degenerationserscheinungen am zentralen Nervensystem führen. In kleinen Mengen wirken sie jedoch beruhigend, einschläfernd und ausgleichend.

■■■ ANWENDUNGSFORM: Der Tee aus Wermut ist ein bitter schmeckendes Tonikum, welches bei Gallen-, Magen- und Darmbeschwerden sowie bei Appetitlosigkeit hilft. Gerade in bezug auf Gallenerkrankungen wie Steine, gestörten Gallenabfluss oder chronische Gallenentzündung hilft das Kraut. Bei starken Menstruationsproblemen kann der Tee den Schmerz herabsetzen. Bei Rheuma und Erkältung wird Wermuttee empfohlen. Äußerlich angewendet hilft der Tee bei unreiner Haut.

TEE:

1 Teelöffel Wermutkraut mit 1 Tasse kochend heißem Wasser übergießen. Etwa 10 Minuten ziehen lassen und dann abseihen. Bei Appetitlosigkeit vor dem Essen, bei Magen-, Darm- und Gallenbeschwerden nach dem Essen 1 Tasse trinken. Nicht mehr als 2 bis 3 Tassen am Tag trinken. Als Prophylaxe 1 Tasse täglich trinken. Unreine Haut mit einem teegetränkten Wattebausch abreiben.

TEEMISCHUNG:

1 Teelöffel Wermutkraut mit 1 Teelöffel Pfefferminze mischen. Mit 1 Tasse kochend heißem Wasser übergießen. 10 Minuten ziehen lassen und abseihen. 2 bis 3 Tassen über den Tag verteilt trinken. Mildert den bitteren Geschmack des Wermuts.

TEEMISCHUNG GEGEN REIZMAGEN:

1 Teelöffel Wermutkraut mit 1/2 Teelöffel Enzianwurzel, 1/2 Teelöffel Tausendgüldenkraut, 1 cm Zimtrinde und 1/2 Teelöffel Pomeranzenschalen in einem Mörser zerstoßen. Mit 1 Tasse kochend heißem Wasser übergießen. 10 Minuten ziehen lassen und dann abseihen. Nach dem Essen schluckweise trinken.

WICHTIGER HINWEIS

Schwangere und Leberkranke sollten auf Wermut als Arzneimittel verzichten. Mehr als 3 Tassen von dem Tee am Tag sollte man auch dem gesunden Körper nicht zumuten. Von einer Einnahme über einen längeren Zeitraum als 4 Wochen ist generall abzuraten, da es zur Schädigung des zentralen Nervensystems führen kann.

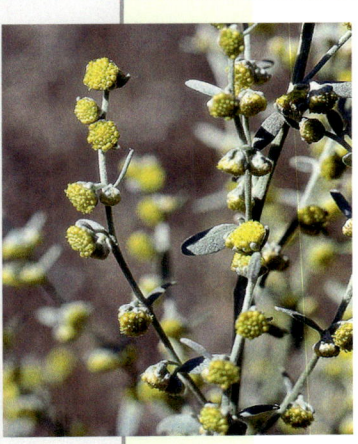

Ysop

Hyssopus officinalis

▬ SYNONYME: Bienenkraut, Josefskraut, Hyssop

▬ VERWENDETER TEIL/INHALTSSTOFFE: Es wird der obere Teil des blühenden Krautes verwendet. Neben ätherischen Ölen und Gerbstoffen ist Sitosterin der wichtigste Wirkstoff des Ysops.

▬ HEILWIRKUNG: Die ätherischen Öle wirken krampf- und schleimlösend. Die Gerbstoffe entziehen Bakterien die Lebensgrundlage und haben somit eine entzündungshemmende Wirkung. Sitosterin regt den Harndrang an und soll bei gutartigen Prostatakarzinomen einen therapeutischen Nutzen haben.

▬ ANWENDUNGSFORM: Ysoptee wird in erster Linie bei Magen- und Darmbeschwerden, insbesondere bei Blähungen, sowie bei Appetitlosigkeit eingesetzt. Es hat eine leicht krampflösende und wassertreibende Wirkung auf die Harnblase. Auch bei trockenem Husten kann das Gurgeln mit dem Tee helfen. Bei uns ist Ysop zwar kein weit verbreitetes Küchenkraut, aber mit ihm lässt sich prima ein Kräuterquark zubereiten. Er würzt Eintöpfe, Suppen und Salate und fördert die Verdaubarkeit der Gerichte.

TIPP

Ysop können Sie als Samen kaufen und aussäen. Er ist äußerst pflegeleicht und sät sich jedes Jahr selbst wieder aus. Neben der Wirkung als Heilmittel und Küchenkraut sieht er auch sehr ansprechend aus und passt somit auch in den Ziergarten.

TEE:

2 Teelöffel getrockneten zerkleinerten Ysop mit 1 Tasse kaltem Wasser übergießen. Das Ganze zum Kochen bringen und 5 Minuten ziehen lassen und abseihen.

TEEMISCHUNG GEGEN KRÄMPFE:

1 Teelöffel getrockneten zerkleinerten Ysop mit 1/2 Teelöffel Thymian und 1/2 Teelöffel Johanniskraut mischen. Mit 1 Tasse kaltem Wasser übergießen. Das Ganze zum Kochen bringen und 5 Minuten ziehen lassen und abseihen. Täglich 2 Tassen davon trinken, morgens zum Frühstück und abends vor dem Schlafgehen.

KRÄUTERQUARK:

4 Esslöffel fein gehacktes Ysopkraut mit etwas Olivenöl, Salz und Pfeffer in 250 g Quark einrühren. Diesen Quark zu Pellkartoffeln oder aufs Brot essen.

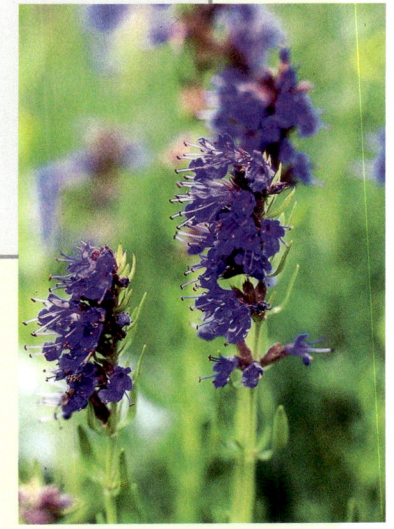

Zimt

Cinnamomum zeylanicum

■ SYNONYME: Ceylon-Zimt, Echter Zimt

■ VERWENDETER TEIL/INHALTSSTOFFE: Es wird die Rinde des Zimtbaumes bzw. -strauches verwendet. Zimt enthält ätherisches Öl, Eugenol, Thymol, Cumarin sowie Schleim- und Gerbstoffe.

■ HEILWIRKUNG: Das ätherische Öl hemmt das Bakterien- und Sporenwachstum von Pilzen. Es regt die Muskeltätigkeit im Magen-Darm-Trakt an und steigert zudem die Magensaftproduktion.

> **WICHTIGER HINWEIS**
>
> Bei Magen-Darm-Geschwüren und während der Schwangerschaft Zimt weder als Tee noch als Likör oder Öl für die innerliche Anwendung einsetzen.

■ ANWENDUNGSFORM: Bei Verdauungsbeschwerden und Appetitlosigkeit sowie bei Völlegefühl und leichten krampfartigen Beschwerden im Oberbauchbereich kann Zimttee Abhilfe schaffen. Auch übermäßig starke Monatsblutungen sollen durch das Trinken von Zimttee gelindert werden. Husten und Heiserkeit lässt sich durch das Gurgeln mit Zimtlikör reduzieren. Einschlafschwierigkeiten bei einer Erkältung lassen sich durch Zimtmilch therapieren. In der Erfahrungsheilkunde wird Zimtöl zur Wundheilung eingesetzt. Auch bei Rheuma soll Zimt helfen, da er die Durchblutung fördert. Patienten, die häufig unter Migräne leiden, massieren ihre Schläfen sparsam mit Zimtöl ein, nach kurzer Zeit soll der Schmerz nachlassen.

Tee:

2 kleine Stückchen Zimtbruch im Mörser zerstoßen und mit 1/4 Liter kochend heißem Wasser übergießen, zugedeckt 10 Minuten ziehen lassen und abseihen. Jeweils 1 Tasse Tee vor oder nach den Mahlzeiten trinken.

Milch:

Je 1 Messerspitze gemahlenen Zimt und Kardamom sowie Ingwer- und Nelkenpulver in 1 Glas heiße Milch einrühren.

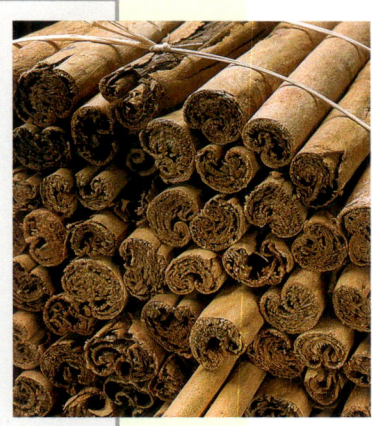

Likör:

2 Zimtstangen und 15 Gewürznelken in einem Mörser zerstoßen. 1/4 Teelöffel Muskatnuss reiben und einige Pfefferminzblätter fein hacken. Alle Heilpflanzen in eine 0,7-Liter-Flasche geben und mit Sherry auffüllen. Verschließen, 10 Tage ziehen lassen und dann abseihen. Vor oder nach dem Essen 1 Likörgläschen trinken oder bei Heiserkeit und Halsschmerzen damit gurgeln.

Öl:

3 bis 4 Zimtstangen im Mörser zerstoßen und mit 100 ml neutralem Speiseöl bedecken. Das Ganze etwa 10 Tage ruhen lassen, dann abseihen und in ein kleines Fläschchen füllen. Zimtöl erhalten Sie in der Apotheke, im gut sortierten Drogeriemarkt oder Reformhaus.

Zitrone

Citrus limon

SYNONYME: keine

VERWENDETER TEIL/INHALTSSTOFFE: Es wird die Frucht des Zitronenbaums verwendet. Bei den Wirkstoffen handelt es sich vor allem um Vitamin C, flavonähnliche Glykoside und ätherisches Öl.

HEILWIRKUNG: Das Vitamin C stärkt die Abwehrkräfte des Körpers. Das ätherische Öl regt die Verdauung und den Appetit an. Die flavonähnlichen Glykoside wirken leicht antibakteriell.

ANWENDUNGSFORM: Heißer Zitronensaft ist der Tipp bei anschleichenden Erkältungen und grippalen Infekten. Auch wenn die Erkältung schon da ist, wirkt er schleimlösend und abschwellend. Die Zitronensäure und das Vitamin C sind auch erfolgreich bei der äußerlichen Anwendung von Warzen oder Schwellungen durch Insektenstiche.

> **TIPP**
>
> Bewahren Sie Zitronen im Gemüsefach Ihres Kühlschranks auf. So bleiben sie am längsten frisch. Es findet sich auch immer eine Gelegenheit, sie einzusetzen.

Heisser Saft:

2 Zitronen frisch auspressen. Die gleiche Menge Wasser erhitzen. Zitronensaft mit dem Wasser mischen und mit Zucker oder Honig süßen. Möglichst heiß in kleinen Schlucken trinken und dann Bettruhe halten.

Zitronenscheiben:

Bei einem Insektenstich kann das sofortige Auflegen von 1 Zitronenscheibe die Schwellung und den Juckreiz verhindern.

Zitronensaftpflaster:

Einen Wattebausch mit frisch ausgepresstem Zitronensaft beträufeln. Diesen auf die Warze legen und mit einem Pflaster fixieren. Das Pflaster 2-mal täglich erneuern und diese Therapieform über 2 bis 4 Wochen durchhalten. So manche Warze ist auf diese Weise verschwunden.

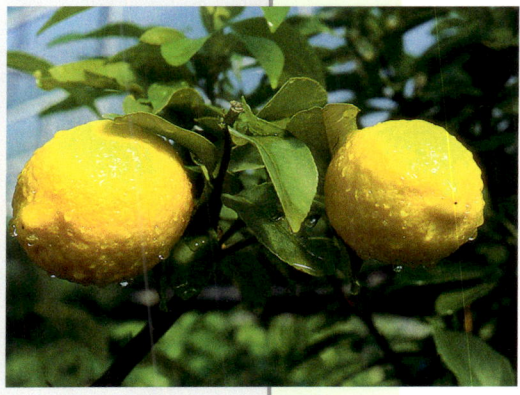

Fussbad:

Wer unter Schweißfüßen und Fußgeruch leidet, sollte täglich seine Füße baden und ins Badewasser 1 Esslöffel Zitronensaft geben.

Zwiebel

Allium cepa

SYNONYME: Gartenzwiebel, Küchenzwiebel

VERWENDETER TEIL/INHALTSSTOFFE: Es werden die Knollen der Zwiebel als Heilmittel verwendet. Die Zwiebel enthält vor allem schwefelhaltige Verbindungen wie Alliin, Allicin, Polysulfide und Propanthialoxid. Außerdem ist sie reich an Flavonoiden und Vitamin C.

HEILWIRKUNG: Die schwefelhaltigen Verbindungen wirken entzündungshemmend, sekretionsanregend, wassertreibend und regen die Wundheilung an. Flavonoide wirken ebenfalls entzündungshemmend und Vitamin C stärkt das Abwehrsystem allgemein und fördert somit indirekt ebenfalls die Wundheilung.

WUSSTEN SIE ...

Zwiebel wirken auch gegen Hühneraugen: 1 Zwiebelscheibe mit etwas Zitronensaft beträufeln und mit Salz bestreuen, mit einem Heftpflaster auf dem Hühnerauge befestigen. Diesen Vorgang über 1 bis 2 Wochen täglich wiederholen, und das Hühnerauge lässt sich mühelos vom Zeh lösen.

ANWENDUNGSFORM: Die Zwiebel wird sowohl innerlich wie auch äußerlich angewandt. Als Zwiebelsirup oder -saft wird sie bei Erkältungen und Husten, insbesondere Keuchhusten angewandt. Er ist schleimlösend, hustenstillend und beruhigt die Rachenschleimhäute. Eine Kompresse oder Packung aus Zwiebeln wird bei Ohrenschmerzen, Kopfschmerzen und Schwellungen empfohlen. Auch Insektenstiche und Hühneraugen werden mit Zwiebeln behandelt.

Saft/Sirup:

1 Zwiebel schälen und fein hacken. Mit 1 Tasse Wasser und 100 g Kandis bei mittlerer Hitze zu Sirup einkochen, durch ein Haarsieb streichen und in einem Marmeladenglas aufbewahren. Mehrmals täglich 1 Teelöffel einnehmen.

Milch:

2 Zwiebeln mit Schale fein hacken. Mit 1 Teelöffel Honig, 1 Gewürznelke und 1 Zweig Thymian und etwas Wasser einmal aufkochen, 12 Stunden ruhen lassen, durch ein Haarsieb streichen und mit 1 Tasse Milch aufkochen. Davon täglich 1 bis 3 Gläser trinken.

Presssaft:

Die Zwiebeln schälen und auf einer Apfelreibe fein reiben. Damit Schwellungen oder Insektenstiche einreiben. Auch das Bestreichen der Stelle mit der Schnittstelle der Zwiebel nimmt die Schwellung und entzieht den Juckreiz.

Kompresse/Packung:

1 Zwiebel schälen und sehr fein hacken, in ein Mulltuch wickeln und auf das schmerzende Ohr oder bei Kopfschmerzen in den Nacken legen. Mit einer Mütze oder einem Schal gut anlegen. Mehrmals wiederholen.

Wichtiger Hinweis

Zwiebelsaft oder Zwiebelstückchen dürfen nicht am Auge verwendet werden. Sie reizen das Auge zu stark.

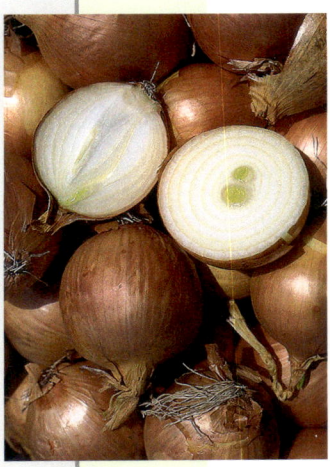

Verzeichnis der Krankheiten

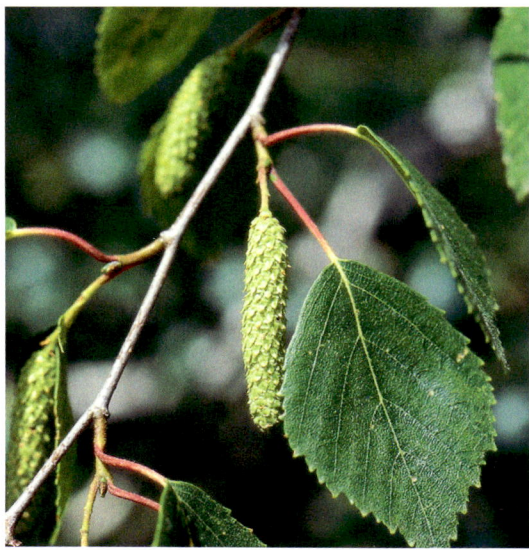

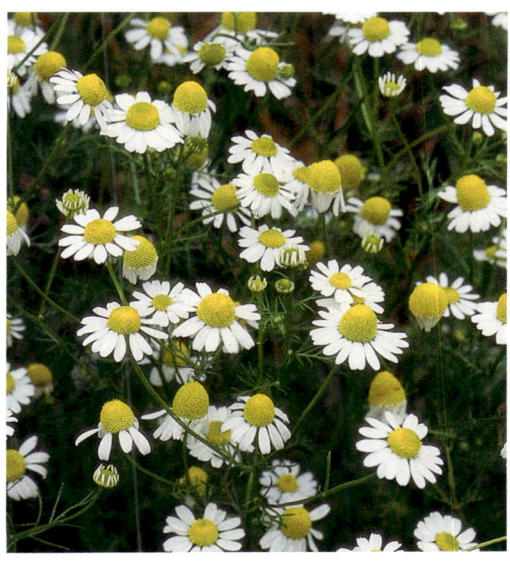

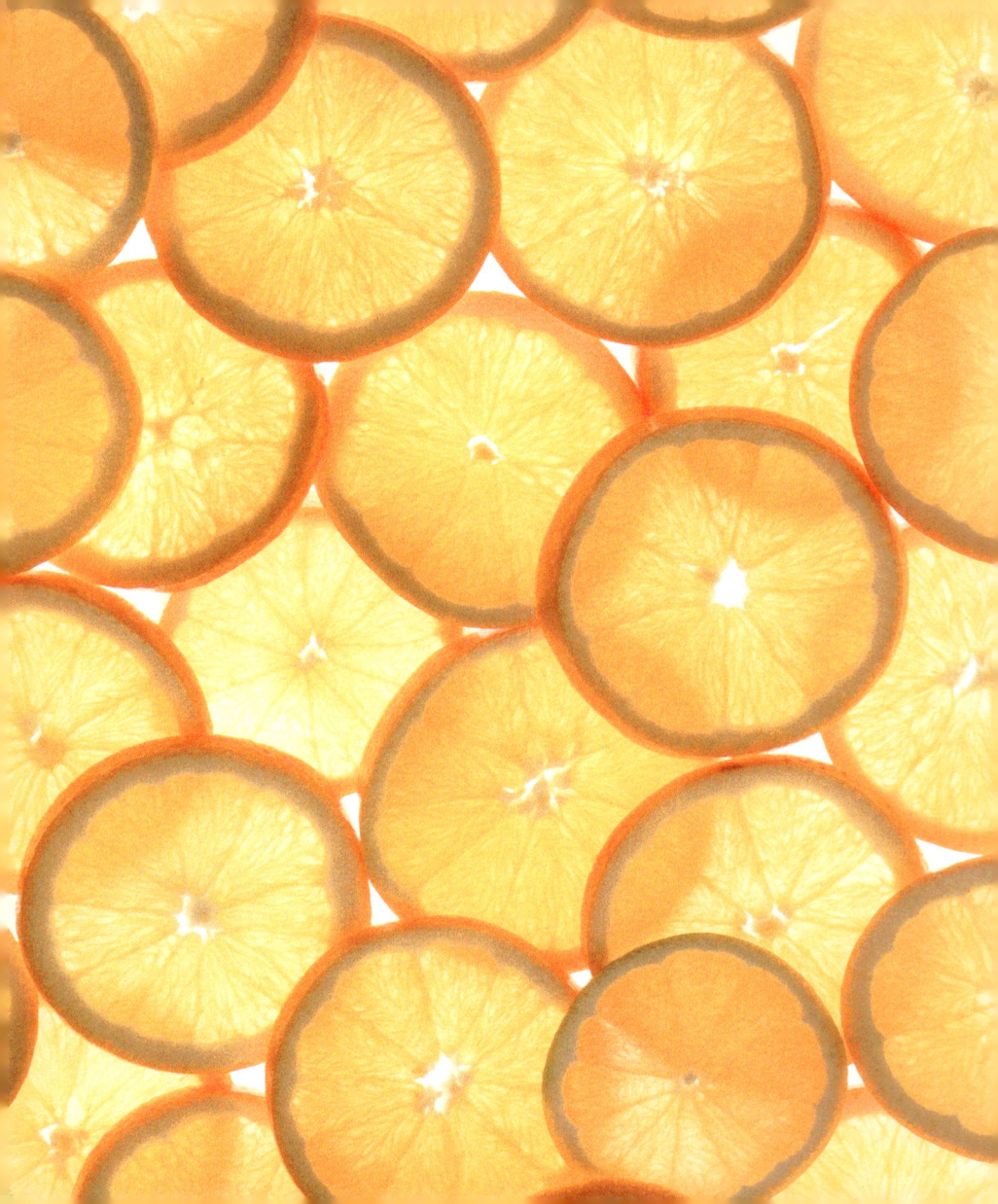